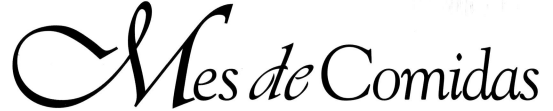

Mes de Comidas

Menús Rápidos y Fáciles para Gente con Diabetes

SABOR FESTIVO LATINO

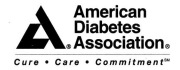

American
Diabetes
Association®

Cure • Care • Commitment℠

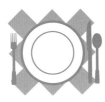

Director Ejecutivo, Edición de Libros, John Fedor; *Asociada al Director, Libros de Consumidor*, Sherrye Landrum; *Redactor Inglés*, Laurie Guffey; *Redactor Español*, Jewelyn Morris; *Director Asociada al Producción*, Peggy M. Rote, *Análisis Nutritivo*, Nutritional Computing Concepts, Inc.; *Diseño de Cubierta*, Koncept Inc; Fotografía, John Burwell, Burwell/Burwell Photography; *Estilista de Alimentos*, Lisa Cherkasky; *Impresora*, Midstate Printing Corp.

Imprimido en los Estados Unidos de América
1 3 5 7 9 10 8 6 4 2

Los títulos de ADA pueden ser comprados para el empleo de negocio o promocional o para ventas especiales. Para comprar este libro en cantidades grandes, o para las ediciones de encargo de este libro con su logo, se ponen en contacto con Lee Romano Sequeira, Ventas Especiales y Promociones, en la dirección dada más abajo, o a LRomano@diabetes.org o 703-299-2046.

American Diabetes Association
1701 North Beauregard Street
Alexandria, Virginia 22311

Departamento de Catálogo y Publicación de Datos de la Biblioteca del Congreso
Sabor festivo Latino = Festive Latin flavors.
      p. cm. — (Mes de comidas)
   Includes index.
   ISBN 1-58040-176-7 (spiral : alk. paper)
   1. Diabetes—Diet therapy—Recipes. 2. Cookery, Latin American.
   I. Title: Festive Latin flavors. II. American Diabetes Association. III. Series: Month of meals.

RC662.S24 2003
641.5'6314—dc21   2003048017

Fotografía en la cubierta:
Comida 5: Sopa de Tortilla; Pollo; Arroz; Fruta

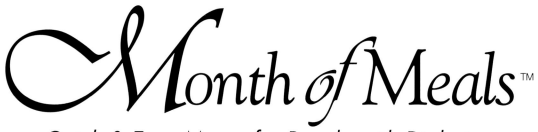

Month of Meals™

Quick & Easy Menus for People with Diabetes

FESTIVE LATIN
FLAVORS

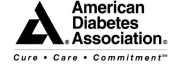

American Diabetes Association®

Cure • Care • Commitment℠

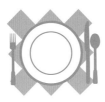

Director, Book Publishing, John Fedor; *Associate Director, Consumer Books,* Sherrye L. Landrum; *English Editor,* Laurie Guffey; *Spanish Editor,* Jewelyn Morris; *Associate Director, Book Production,* Peggy M. Rote; *Composition,* Tom Suzuki, Inc.; *Nutritional Analysis,* Nutritional Computing Concepts, Inc.; *Cover Design,* Koncept Inc.; *Cover Photography,* John Burwell, Burwell/Burwell Photography; *Cover Food Stylist,* Lisa Cherkasky; *Printer,* Midstate Printing Corp.

Printed in the United States of America
1 3 5 7 9 10 8 6 4 2

ADA titles may be purchased for business or promotional use or for special sales. To purchase this book in large quantities, or for custom editions of this book with your logo, contact Lee Romano Sequeira, Special Sales & Promotions, at the address below, or at LRomano@diabetes.org or 703-299-2046.

American Diabetes Association
1701 North Beauregard Street
Alexandria, Virginia 22311

Library of Congress Cataloging-in-Publication Data
Sabor festivo Latino = Festive Latin flavors.
       p. cm.—(Mes de comidas)
    Includes index.
    ISBN 1-58040-176-7 (spiral : alk. paper)
    1. Diabetes—Diet therapy—Recipes. 2. Cookery, Latin American.
    I. Title: Festive Latin flavors. II. American Diabetes Association. III. Series: Month of meals.

RC662.S24 2003
641.5'6314—dc21
                                                         2003048017

Photo on cover:
Dinner 5: Tortilla Soup; Chicken; Rice; Fruit

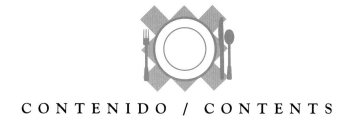

CONTENIDO / CONTENTS

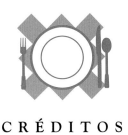

CRÉDITOS

Esta publicación es parte de una serie originalmente diseñada y desarrollada por un comité del Consejo sobre la Ciencia Alimenticia y el Metabolismo de la Asociación Americana de Diabetes (ADA). Los empleados de ADA también contribuyeron a esta serie.

Algunas recetas en este libro aparecieron en el libro *Cocinando para Latinos con Diabetes (Diabetic Cooking for Latinos)* escrito por Olga V. Fusté, MS, RD, CDE, publicado por ADA. Los menús fueron repasados, revisados, y analizados por Madelyn Wheeler.

La gente con la diabetes puede comer una amplia variedad de productos de alimentación, incluyendo los de conveniencia y productos de alimentación embalados, siempre y cuando sus planes de comida totales sean bien equilibrados. Por lo tanto, como una ayuda conveniente a los lectores que quieren opciones de comida rápidas pero sanas, *Mes de Comidas: Sabor Festivo Latino* incluye algunas marcas y/o nombres de productos. El empleo de estas no implica que ellas son las únicas marcas en una categoría de productos conveniente para la gente con la diabetes. Además, a pesar de que cada esfuerzo ha sido hecho para asegurarse que estos productos de alimentación embalados encuentran las restricciones de caloría de menús individuales, ADA no los endorsa o garantiza que ellos sean apropiados para toda la gente con la diabetes. Animan a los consumidores a leer etiquetas de alimentos con cuidado y a consultar con un dietista certificado para decidir si un alimento es apropiado para su plan de comida.

Foto en la derecha:
Almuerzo 9

ACKNOWLEDGMENTS

This publication is part of a series originally designed and developed by a committee of the Council on Nutritional Science and Metabolism of the American Diabetes Association (ADA). Staff members of the ADA also contributed to this series.

The recipes in this book originally appeared in *Cocinando para Latinos con Diabetes (Diabetic Cooking for Latinos)* by Olga V. Fusté, MS, RD, CDE, published by the ADA. The menus were reviewed, revised, and analyzed by Madelyn Wheeler.

People with diabetes can eat a wide variety of foods, including convenience and packaged foods, as long as their overall meal plans are well balanced. Therefore, as a convenient aid to readers who want fast yet healthy meal choices, this book includes some brand or product names. The use of selected brand names does not imply that they are the only brands in a product category suitable for people with diabetes. In addition, although every effort was made to ensure that these packaged foods meet the calorie restrictions of individual menus, the ADA does not endorse these products or guarantee that they are appropriate for all people with diabetes. Consumers are encouraged to read food labels carefully and to consult with a registered dietitian to decide whether a food is appropriate for their meal plans.

Photo at right:
Lunch 9

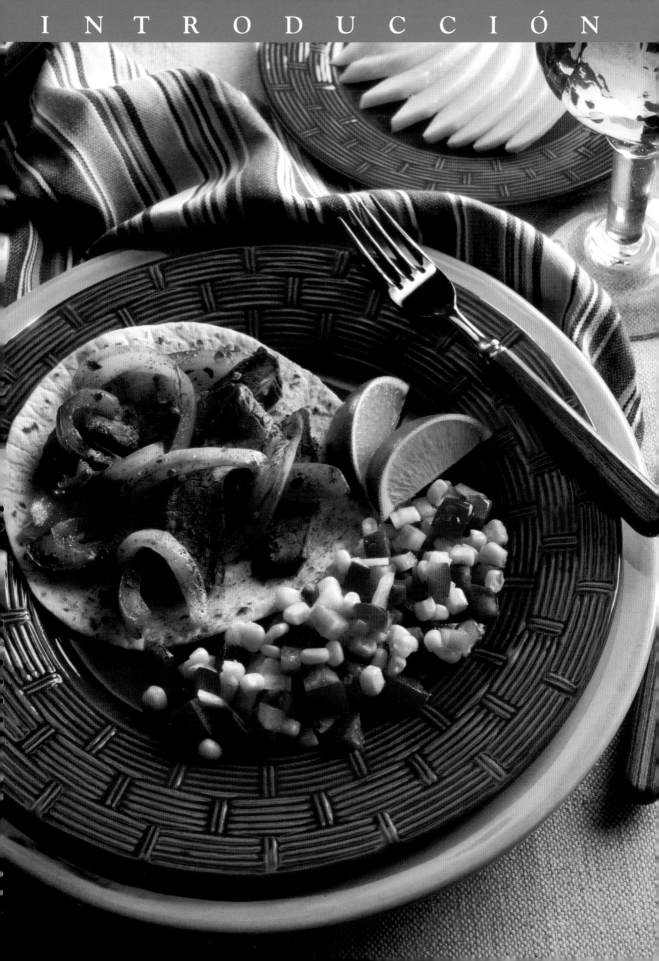

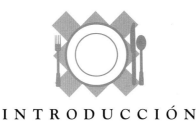

INTRODUCCIÓN

Las comidas latinoamericanas son deliciosas! No hay nada más rico que los tamales frescos o un robusto sancocho o un pastel de choclo calentito. ¡Las tradiciones sabrosas de la cocina latina han sido pasadas cuidadosamente de un cocinero al otro, y la calidad y variedad de las recetas, refinadas a lo largo de los siglos, son bastante para hacer de agua la boca de alguien!

Pero si usted es latino y tiene diabetes, usted está probablemente preocupado por la necesidad de abandonar muchas de sus comidas favoritas. Usted sabe, que el comer sano puede ayudar a controlar su diabetes. Usted sabe que es importante seguir un plan de comida diseñado solamente para usted, el que le ayudará a mantener sus niveles de glicemia donde usted los quiere. ¿Pero cómo hace esto y seguir disfrutando de los sabores y las tradiciones culinarias de su cultura?

Bienvenidos a este libro *Mes de Comidas: Sabor Festivo Latino*. Este libro fue diseñado para ayudarle a escoger productos de alimentación sanos y preparar comidas rápidas y fáciles. Hay menús completos para el desayuno, el almuerzo, la cena, y bocadillos. El libro está establecido de tal manera que le permitirá mezclar y emparejar comidas durante un mes.

El menú de cada día—el desayuno, el almuerzo, la cena, y un bocadillo—proporcionan aproximadamente un promedio de 1,500 calorías, dentro de una semana. Este número puede ser ajustado hacia arriba o abajo para satisfacer sus exigencias de caloría específicas. Refierase a la página 103 para análisis completos alimenticios de cada receta. (El análisis de receta es hecho con el primer ingrediente si varias opciones son puestas en una lista, y no incluye ingredientes optativos o sugerencias para servir.) Mire la página 108 para una cartilla práctica que le da las calorías de cada menú, carb, la grasa, y contenido de sodio.

La buena noticia es que productos de alimentación básicos latinos ya están incluidos en su plan de comida. Una variedad de las carnes y marisco, muchas frutas y verduras, nueces y granos, tortillas blandas, hierbas frescas…¡Usted no tiene que dejar ninguno de estos! Eso si hay dos cosas que usted realmente tiene que observar: la cantidad de carbohidratos (carb) que hay en estos productos de alimentación y la manera en la cual usted los cocina.

Muchos cocineros latinos siguen ofreciendo el arroz, frijoles, y pastas en la misma comida. Esto es sencillamente demasiado carb para la gente con la diabetes. ¡Añada encima las tortillas, platos principales con el grano o el pastel, la cerveza o el vino con la cena, y postres dulces…no hay nada de asombroso que su glicemia esté fuera de control! No es solamente el azúcar que hace su glicemia subir: las patatas lo hacen también, el pan, fideos…cualquier alimento con el hidrato de carbono.

Es por eso que debe contar los gramos de carb que usted come. En este libro, use el número en negro bajo el número de cada menú. Este, le dá los gramos totales de carb en el menú. ¡El saber de sus totales de carb para cada comida y bocado y mantener este total constante tiene un gran efecto sobre sus niveles de glucosa de sangre! (Para más información sobre el contenido de carb, vea la página 16.)

El método para cocinar que usted usa puede añadir cantidades malsanas de grasa, sodio, y calorías a la cocina latina. Este libro

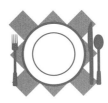

INTRODUCCIÓN

presenta las versiones más sanas de favoritos clásicos sin perder el sabor. Usted puede ajustar a sus platos favoritos de familia siguiendo los consejos dados abajo.

- **Reduzca el empleo de grasas.** Por ejemplo, reduzca la manteca y la mantequilla y corte la grasa visible sobre las carnes. Use aceites de verduras para la cocina, en líquido o en forma para rociar y en pequeñas cantidades.

- **Reduzca el empleo de cualquier tipo de grasa.** En muchos casos, usted puede reducir la cantidad de grasa pedida en una receta por 1/3 o 1/2 sin afectar el resultado.

- **Evita productos con grasas ácidas de gordito de transacción.** Ellos son malos para su corazón. Ellos están presentes en aceites hydrogenados de verduras que usted encuentra en productos de alimentación procesados, en margarina y también en productos de alimentación fritos. Lea las etiquetas de los alimentos para saber cuales son.

- **Use productos lácteos de pocas calorías.** ¡Tenemos la suerte de tener tantas variedades de queso de pocas calorías, el yogur, el helado, la nata ácida, y leche en el mercado!

- **Cocer al horno, cocer al vapor, hervir, o asar a la parrilla los productos de alimentación.** Empanadas, un favorito clásico latino, tradicionalmente son fritas, pero son deliciosas al horno.

- **Use menos sal y azúcar.** Pruebe las comidas antes de automáticamente añadir sal o azúcar, y gradualmente reciclen sus papilas de gusto para apreciar el sabor natural de las comidas.

- **Use productos de alimentación frescos tanto como posible.** Los productos de alimentación procesados por lo general agregan sal, azúcar, o grasa. ¡Lea las etiquetas de alimentos!

Este libro fue diseñado para ayudarle a conseguir sus niveles de glicemia donde usted los quiere mientras sigue disfrutando de la cocina latina deliciosa. Diviertase con estas recetas e incluyalas en su modo de vivir sano. ¡Salud!

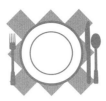

INTRODUCTION

Latin American foods are delicious! There isn't anything as wonderful as fresh tamales, hearty sancocho, or warm pastel de choclo. But if you're Latin (or if you just love Latin cooking) and you have diabetes, you're probably worried about having to give up many of your favorite foods. You know healthy eating can help control your diabetes. You know it's important to follow a meal plan designed just for you, one that will help you keep your blood sugar levels where you want them. But how do you do that and still enjoy the flavors and culinary traditions of Latin culture?

Welcome to *Month of Meals: Festive Latin Flavors*. This book is designed to help you choose healthy foods and prepare quick and easy Latin meals. There are complete menus for breakfast, lunch, dinner, and snacks. The book is set up in a way that will allow you to mix and match meals for a month.

Each day's menu—breakfast, lunch, dinner, and a snack—provides approximately 1,500 calories, averaging out over a week. This figure can be adjusted up or down to meet your specific calorie requirements. Look on page 110 for complete nutritional analyses for the recipes. (The recipe analysis is done with the first ingredient if several choices are listed, and does not include optional ingredients or serving suggestions.) Look on page 115 for a handy chart giving each menu's calorie, carb, fat, and sodium counts.

Many Latin cooks continue to offer rice, beans, and pasta in the same meal. This is just too much carb for people with diabetes. Add in tortillas, main dishes with corn or pastry, beer or wine with dinner, and sweet desserts . . . it's no wonder your blood sugar is out of control! It's not just sugar that makes your blood sugar go up: potatoes do it too, as do breads, noodles . . . any food with carbohydrate.

That's why you should count the grams of carb you eat. In this book, use the bold number under the menu number. That is the total grams of carb in the menu. Knowing your carb totals for each meal and snack and keeping these totals consistent have a great effect on your blood glucose levels! (For more information on carb counting, see page 17.)

The cooking method you use can add unhealthy amounts of fat, sodium, and calories to Latin cuisine. This book presents healthier versions of classic favorites without losing the flavor. You can adjust your family favorites by reducing your use of animal fats, such as lard and butter, and cutting off visible fat on meats. Use vegetable oils for cooking, either in liquid or spray form, and in small amounts. Use low-fat dairy products. We're lucky to have so many varieties of low-fat cheese, yogurt, ice cream, sour cream, and milk on the market!

Bake, steam, boil, or grill foods. Empanadas, a classic Latin favorite, are traditionally fried, but they are just as delicious baked. And try to use less added salt and sugar. Taste foods before automatically adding them, and gradually retrain your taste buds to appreciate the natural flavor of foods. Finally, use fresh foods as much as possible. Processed foods usually have added salt, sugar, or fat. Read food labels!

This book was designed to help you get your blood sugar levels where you want them while still enjoying delicious Latin cooking. Have fun with these recipes and include them in your healthy lifestyle. Salud!

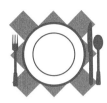

CÓMO HACER USO DE ESTE LIBRO

Mes de Comidas: Sabor Festivo Latino le permite escoger el nivel de caloría que mejor calza en sus necesidades. Sin embargo, primero tiene que saber cuantas calorías diarias requiere. El mejor modo de hacer esto es de encontrar a un dietista certificado o educador de diabetes certificado quien puede diseñar un plan de comida con el número correcto de calorías para sus necesidades alimenticias. Si usted necesita saber el número exacto de caloría para cualquier menú, mire la cartilla en la página 108.

Si su plan de comida tiene un nivel de caloría que es diferente de los mostrados más abajo, no se preocupe. Usted puede añadir o restar bocadillos o porciones del desayuno, el almuerzo, o menús de cena para alcanzar su nivel de caloría deseado.

Trabaja de esta manera.

Plan de Comida Básico
1,500 Calorías Diarias

Cada desayuno, almuerzo y comida tiene aproximadamente el mismo número de calorías, lo que facilita mezclarlos y combinarlos para sus propios gustos. El total de calorías de un día de desayuno, almuerzo y comida es más o menos 1,350. Añadiendo 2 bocadillos de 60 calorías cada uno o uno de 125 calorías, sube el total de calorías a 1,500 —equivalente al Plan de Comida Básico. Elija cualquier menú que quiera. Todas las porciones en los menús son para una persona, así es que puede comer todo lo mostrado en las listas.

Si las 1,500 calorías dada por el menú básico no son suficiente o son demasiadas, no hay problema. Es muy fácil ajustar las comidas para satisfacer sus necesidades, todo lo que tiene que hacer es seguir las instrucciones dadas en las páginas siguientes.

Plan de Comida Básico "Plus"

Si el plan de comida que usted sigue le da 1,800 calorías diarias, use la cartilla dada abajo, para ajustar el Plan de Comida Básico. Primero, elija cualquier menú en el Mes de Comidas: Sabor Festivo Latino. Después, consulte la columna que dice 1,800 calorías y siga las direcciones. Desayuno, almuerzo y comida son iguales a las del Plan de comida básico. Las calorías extras vienen de los bocadillos—125 calorías para un bocado en la mañana, un bocado para la tarde de 125 calorías y otro de 170 calorías para un bocado en la noche.

La cartilla también le muestra como llegar a un plan de comida que le provée con 2,100 calorías. Si está encinta o dando de mamar a un niño, tal vez quiera alterar el plan para satisfacer sus necesidades extras.

Plan de Comida Básico "Minus"

En orden de satisfacer las necesidades nutritivas más básicas, usted debe comer por lo menos 1,200 calorías diarias. Si su plan de comida solamente le permite 1,200 calorías diarias, use la cartilla dada más abajo, para ajustar el Plan de Comida Básico.

Primero, elija cualquier menú en el *Mes de Comidas: Sabor Festivo Latino*. Después consulte la columna que dice 1,200 calorías y siga las direcciones. Elimine un intercambio de almidón o leche al desayuno del Plan de Comida Básico. Al almuerzo elimine un intercambio del Plan de Comida Básico y a la cena le elimina un intercambio de grasa del Plan de Comida Básico. El plan de comida de 1,200 calorías no tiene "snacks."

Esta cartilla le muestra también como llegar a un plan de 1,350 calorías tanto como a uno de 1,500 calorías.

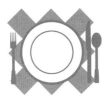

HOW TO USE THIS BOOK

Month of Meals: Festive Latin Flavors allows you to choose the calorie level that best meets your needs. First, however, you need to know about how many daily calories you require. The best way to do this is to meet with a registered dietitian or certified diabetes educator who can design a meal plan with the right number of calories for your nutritional needs. If you need to know exact calorie counts for any menu, look at the chart on page 115.

If your meal plan has a calorie level that is different from the ones shown below, don't worry. You can add or subtract snacks or servings from the breakfast, lunch, or dinner menus to reach your desired calorie level.

Here's how it works.

Basic Meal Plan
1,500 Calories a Day

Each breakfast, each lunch, and each dinner has about the same number of calories, so you can mix and match them to suit your own tastes. One day's breakfast, lunch, and dinner is about 1,350 calories. By adding two 60-calorie snacks OR one 125-calorie snack, your daily total will be 1,500 calories—the Basic Meal Plan. Choose any menus you like. All the portions on the menus are for one person, so you can have everything listed.

If you need more or fewer calories than the basic 1,500-calorie menus provide, no problem. Adjusting meals to meet your requirements is as easy as following the instructions on the next few pages.

Basic Meal Plan Plus

If you are following a meal plan that allows you 1,800 calories a day, use the chart below to adjust the Basic Meal Plan.

First, choose any menu in Month of Meals: Festive Latin Flavors that you want. Then,

	BASIC MEAL PLAN PLUS 1,500 CALORIES	1,800 CALORIES	2,100 CALORIES
Breakfast	Total calories: **350**	Same as Basic Meal Plan Total calories: **350**	Add one meat OR one starch to the Basic Meal Plan Total Calories: **425**
Morning Snack		Add one 125-calorie snack Total calories: **125**	Add one 60-calorie snack Total calories: **60**
Lunch	Total calories: **450**	Same as Basic Meal Plan Total calories: **450**	Add one starch AND one fat to the Basic Meal Plan Total calories: **575**
Afternoon Snack		Add one 125-calorie snack Total calories:**125**	Add one 125-calorie snack Total calories: **125**
Dinner	Total calories: **550**	Same as Basic Meal Plan Total calories: **550**	Add one starch AND one milk to the Basic Meal Plan Total calories: **720**
Evening Snack	Two 60-calorie snacks OR one 125-calorie snack Total calories: **125**	Add one 170-calorie snack Total calories: **170**	Add one 170-calorie snack Total calories: **170**

CÓMO HACER USO DE ESTE LIBRO

PLAN DE COMIDA BÁSICO "PLUS"

	1,500 CALORÍAS	1,800 CALORÍAS	2,100 CALORÍAS
Desayuno	Total de calorías: **350**	Igual al Plan de Comida Básico Total de calorías: **350**	Añada una carne o un almidón al Plan de Comida Básico Total de calorías: **425**
Bocado Matinal		Añada un bocadillo de 125 calorías Total de calorías: **125**	Añada un bocadillo de 60 calorías. Total de calorías: **60**
Almuerzo	Total de calorías: **450**	Igual al Plan de Comida Básico Total de calorías: **450**	Añada un almidón **Y** una grasa al Plan de Comida Básico Total de calorías: **575**
Bocado de Media Tarde		Añada un bocadillo de 125 calorías Total de calorías: **125**	Añada un bocadillo de 125 calorías Total de calorías: **125**
Cena/Comida	Total de calorías: **550**	Igual al Plan de Comida Básico Total de calorías: **550**	Añada un almidón **Y** una leche al Plan de Comida Básico Total de calorías: **720**
Bocado Vespertino (de Noche)	2 bocadillos de 60 calorías cada uno **O** uno de 125 calorías Total de calorías: **125**	Añada un bocadillo de 170 calorías Total de calorías: **170**	Añada un bocadillo de 170 calorías Total de calorías: **170**

PLAN DE COMIDA BÁSICO "MINUS"

	1200 CALORÍAS	1,350 CALORÍAS	1,500 CALORÍAS
Desayuno	Elimine un almidón o una leche del Plan de Comida Básico Total de calorías: **270**	Igual al Plan de Comida Básico Total de calorías: **350**	Total de calorías: **350**
Bocado Matinal			
Almuerzo	Elimine una fruta del Plan de Comida Básico Total de calorías: **390**	Igual al Plan de Comida Básico Total de calorías: **450**	Total de calorías: **450**
Bocado de Media Tarde			
Cena/Comida	Elimine una grasa del Plan de Comida Básico Total de calorías: **505**	Igual al Plan de Comida Básico Total de calorías: **550**	Total de calorías: **550**
Bocado Vespertino (de Noche)			2 bocadillos de 60 calorías cada uno **O** uno de 125 calorías Total de calorías: **125**

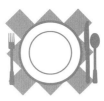

move down the 1,800 calorie column and follow the directions. Breakfast, lunch, and dinner are the same as in the Basic Meal Plan. The extra calories come from snacks—a 125-calorie morning snack, a 125-calorie afternoon snack, and a 170-calorie evening snack.

The chart also shows you how to reach a 2,100-calorie meal plan. You may want to alter this plan to meet your needs if you are pregnant or breastfeeding.

Basic Meal Plan Minus

To meet your body's most basic nutrient needs, you need to eat at least 1,200 calories a day. If you are following a meal plan that allows you 1,200 calories a day, use the chart below to adjust the Basic Meal Plan.

First, choose any menu in *Month of Meals: Festive Latin Flavors* that you want. Then, move down the 1,200 calorie column and follow the directions. Eliminate one

starch or one milk exchange at breakfast from the Basic Meal Plan. Eliminate one fruit exchange at lunch from the Basic Meal Plan. Eliminate one fat exchange at dinner from the Basic Meal Plan. There are no snacks in the 1,200-calorie meal plan.

This chart shows you how to reach a 1,350- and a 1,500-calorie meal plan.

More Calorie Adjustments

If you need to know exact calorie counts for any menu, look at the chart on page 115. You can make further adjustments by adding or subtracting servings for each meal. Remember that 1 starch serving has about 80 calories, 1 lean meat serving 55 calories, 1 vegetable serving 25 calories, 1 fruit serving 60 calories, 1 fat-free milk serving 90 calories, and 1 fat serving 45 calories. Use the chart on page 23 to record your meal plan.

	BASIC MEAL PLAN MINUS 1,200 CALORIES	1,350 CALORIES	1,500 CALORIES
Breakfast	Eliminate one starch or one milk from Basic Meal Plan Total calories: **270**	Same as Basic Meal Plan Total calories: **350**	Total calories: **350**
Morning Snack			
Lunch	Eliminate one fruit from Basic Meal Plan Total calories: **390**	Same as Basic Meal Plan Total calories: **450**	Total calories: **450**
Afternoon Snack			
Dinner	Eliminate one fat from Basic Meal Plan Total calories: **505**	Same as Basic Meal Plan Total calories: **550**	Total calories: **550**
Evening Snack			Two 60-calorie snacks **OR** one 125-calorie snack Total calories: **125**

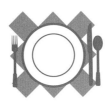

Más Ajustes de Calorías

Si necesita saber el número exacto de calorías de cada menú, mire en la cartilla en la pagina 108. Usted puede hacer ajustes adicionales, añadiendo o restando porciones para cada comida. Debe recordar que cada porción de almidón tiene casi 80 calorías, una porción de carne con grasa reducida 55 calorías, una porción de verdura 25 calorías, una porción de fruta 60 calorías, una porción de leche sin grasa 90 calorías, y una porción de grasa 45 calorías. Use la cartilla en la página 22 para registrar su plan de comida.

Contar Carb

El número de gramos de carbos es puesto en una lista bajo cada menú.

¿Por Qué Cuenta Carb?

¿Por qué debe contar los gramos de carb que come? ¡Porque es el carbo en el alimento que afecta sus niveles de glucosa de sangre! Y los levanta de modos fiables. Si usted come sobre la misma cantidad de carb en cada comida y bocado, probablemente sus niveles de glucosa de sangre se adaptarán a un modelo estable, dándole un mayor control sobre la glucosa y un riesgo más reducido de complicaciones de diabetes. Si cuenta los gramos de carb en ellos se le hace más fácil añadir productos de alimentación nuevos a su plan de comida ya que solamente sustituye los alimentos que contienen el mismo número de carbo, el uno por el otro.

Como Contar Carb

Primero, usted tiene que saber el número de gramos de carb en el alimento que come. Si usted sigue el sistema de planificación de comida de cambio, cada almidón, fruta, y porción de leche tienen aproximadamente 15 gramos de carbos. Una porción de verdura tiene aproximadamente 5 gramos de carbos. El sistema de planificación de comida de opciones de carb también tiene 15 gramos de carbos por porción. Si usted mira los Datos de Nutrición en una etiqueta de alimentos, encontrará los gramos de carbo por porción en una lista bajo el total de carbos. (Ponga atención de no confundir el peso en gramo del alimento, puesto en una lista después del tamaño de la porción, con los gramos de carbos totales.) Si usted come más de 5 gramos de fibra como parte del carbo, los puede restar de la cuenta total de carbos. (Otra razón por la cual los alimentos de fibra alta son de buen beneficio para usted.)

Luego, usted tiene que saber la cantidad de gramos de carbo que debe comer en cada comida, basado en su metabolismo y plan de tratamiento de diabetes (el ejercicio, la medicación, y\o la insulina). La mayor parte de adultos necesitan aproximadamente 60–75 gramos de carbos en cada comida.

Es importante medir el tamaño de sus porciones. Obviamente una porción más grande tiene más carbos. Añada el total de carbos en cada comida, y trate de mantener sus totales dentro de una gama constante cosechando los frutos de un mejor control de glucosa en la sangre. (Para más información, diríjase a la *Guía Completa de Conteo de Carbos* de la ADA.)

Manera en la Cuál Este Libro le Ayuda

Todo lo que tiene que hacer es fijarse en el total de gramos de carbos bajo el número de cada menú. Para mantener los totales diarios consistentes, elija comidas y bocadillos que suman hasta el número que desea. Por

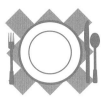

HOW TO USE THIS BOOK

Carbohydrate Counting
The number of carbohydrate (carb) grams is listed under each menu.

Why Count Carb?
Why should you count the grams of carb you eat? Because it is the carb in food that raises your blood glucose levels! And it raises them in predictable ways. If you eat about the same amount of carb at each meal and snack, chances are your blood glucose levels will settle into a steady pattern, giving you greater glucose control and a much-reduced risk of diabetes complications. You can also add new foods to your meal plan if you count the grams of carb in them—then you just substitute one carbohydrate-containing food for the other.

How to Count Carb
First, you need to know the number of carb grams in the food you're eating. If you're following the exchange meal planning system, each starch, fruit, and milk serving has about 15 grams of carbohydrate. A vegetable serving has about 5 grams of carbohydrate. The carb choices meal planning system also has 15 grams of carbohydrate per serving.

If you look at the Nutrition Facts on a food label, you'll find the carb grams per serving listed under Total Carbohydrate. (Be careful not to confuse the gram weight of the food, listed after the serving size, with grams of Total Carbohydrate.) If you eat more than 5 grams of fiber as part of the carb, you can subtract them from the total carb count. (Another reason why high-fiber foods are a healthy bonus for you.)

Next, you need to know how many grams of carb to eat at each meal, based on your metabolism and diabetes treatment plan (exercise, medication, and/or insulin). Most adults need about 60–75 grams of carb at each meal.

It's important to measure your serving sizes. A bigger serving has more carb. Add up your carb totals at each meal, and try to keep your totals within a consistent range to reap the benefits of better blood glucose control. (For more information, check out ADA's *Complete Guide to Carbohydrate Counting*.)

How This Book Helps
Simply check the carb gram total under each menu number. To keep your daily totals consistent, choose meals and snacks that add up to your desired number. For example, on Monday choose Breakfast 21, Lunch 12, Dinner 17, and 60-calorie Snack 5 for a daily total of 208 carb grams. The next day, eat Breakfast 10, Lunch 9, Dinner 26, and 60-calorie Snack 3 for a total of 200 carb grams. Knowing the carb totals for every meal really helps you stay consistent from day to day!

Tips for Healthy Eating
You may:
- use commercial (canned, dry, or frozen) or homemade soups with these menus, but note that they are usually high in sodium, so choose reduced-fat and reduced-sodium varieties.
- use no-sugar or low-sugar fruit spreads (jams or jellies). Limit yourself to 1 to 2 teaspoons (less than 20 calories) per serving.
- use 1 tablespoon of regular salad dressing or 2 tablespoons of reduced-calorie salad dressing interchangeably. Salad dressings that contain less than 6 calories per tablespoon can be used more liberally.

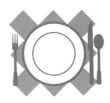

ejemplo, el día Lunes puede elegir el Desayuno 21, Almuerzo 12, la Comida 17, y Bocadillos 5 de 60 calorías por un total de 208 gramos de carbo. Al día siguiente, coma el Desayuno 10, Almuerzo 9, Comida 26, y Bocadillo 3 de 60 calorías por un total de 200 gramos de carbos. ¡El conocer el total de carbos para cada comida realmente le ayudará a mantener consistencia día a día!

Consejos para Comer Sanamente

Usted puede:

- Usar sopas hechas en casa o comerciales (enlatadas, congeladas o secas) con estos menús, pero acuérdese que ellas por lo general son altas en sodio, así es que elija variedades con grasa y sodio reducido.
- Usar fruta para untar baja en azúcar o sin azúcar (jalea o mermelada). Límite su porción a 1 o 2 cdta (menos de 20 calorías).
- Usar 1 cda de aliño regular para ensalada o en vez, puede usar 2 cdas de aliño para ensalada con grasa reducida. Los aliños para ensalada con menos de 6 calorías por cda pueden usarse libremente.
- Tener verduras crudas (libres) con algunos menús, que podrían incluir ensaladas verdes con porciones moderadas de palitos de zanahorias o apio, tomate, pepino, pimentones verdes, rábanos o cosas por el estilo.
- Usar gránulos con sabor a mantequilla, como Butter Buds o Molly McButter, para aliñar verduras, papas, arroz y pasta.
- Reemplazar cada huevo en sus recetas con 1/4 taza de sustituto de huevo por huevo.
- Añadir bebidas sin calorías tal como el café, té frío o caliente, agua mineral, bebidas gaseosas de dieta y agua de Seltz con sabor sin azúcar.
- Usar leche sin grasa o baja en grasa (1%) en todos los menús y recetas.
- Medir las porciones de carne después de

haberse cocido. Cuatro onzas de carne cruda se achica después de cocer y le da como tres onzas (casi el tamaño de una baraja de naipes).

Selecciones Sanas de Comidas Rápidas

Cuándo come en restorantes Mejicanos de comida rápida sus mejores selecciones serían los tacos, las tostadas, los burritos de frijoles, los tacos blandos y cualquier otro tipo de comida no frita.

- Elija alimentos con pollo en vez de carne de res, y si los frijoles han sido sofritos en grasa (siempre pregunte si están hechos con grasa) evitelos. Use mano liviana con todos sus alimentos, cuando los rellena o los cubre con queso, con crema ácida, y con guacamole. En vez, llene su plato con lechuga, tomates, y salsa. También limite el consumo de la ensalada de taco frito—una de estas ensaladas puede tener más de 1,000 calorías!
- Para mantener bajo el número de calorías y grasa en las ensaladas de estos restorantes, tenga cuidado con las cubiertas que usa, como los aderezos, el tocino, los quesos y las semillas. Cuando llege al bar de ensalada llene su plato con lechuga y verduras y use muy poco aderezo, crutones y ensaladas de pastas y papas hechas con mayonesa.
- Muchos de los postres que se ofrecen en estos restorantes son altos en calorias y grasa, tal vez podría traer de su casa una fruta fresca. Satisfaga su deseo por algo dulce con un cono de yogur congelado bajo en grasa (hay solamente 80 calorías en un tercio (1/3) de taza) o de helado reducido en grasa ("ice milk"). Por lo general, las nieves, sorbetes, tienen menos grasa y menos calorías, pero también pueden contener demasiada azúcar.

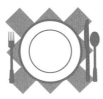

- have free raw vegetables on some menus, which can include salad greens and moderate servings of carrot or celery sticks, tomatoes, cucumbers, green peppers, radishes, and the like.
- use butter-flavored granules, such as Butter Buds or Molly McButter, to season vegetables, potatoes, rice, or noodles.
- use 1/4 cup egg substitute to replace each egg in a recipe.
  - add your choice of calorie-free beverages, such as coffee, hot or iced tea, mineral water, diet sodas, and sugar-free flavored seltzers.
- use fat-free or low-fat (1%) milk in all menus and recipes.
- measure meat portions after cooking. Four ounces of uncooked meat shrinks to about 3 ounces (about the size of a deck of cards) after cooking.

Healthy Fast Food Choices

- Tacos, tostadas, bean burritos, soft tacos, and other nonfried items are good choices when eating in Mexican fast food restaurants. Choose chicken items over beef, and avoid beans if they are refried in lard (ask whether they are made with lard). With all items, go easy on cheese toppings and fillings, sour cream, and guacamole. Pile on extra lettuce, tomatoes, and salsa. Limit your intake of the deep-fried taco salad shell—one taco salad can have over 1,000 calories!
- To keep fat and calories down in a fast food salad, be careful with high-fat toppings such as dressings, bacon, cheeses, and seeds. Load up on lettuce and vegetables at a salad bar, and go easy on the dressing, croutons, and macaroni or potato salads with mayonnaise. Some fast food restaurants provide individual packets of salad dressing and will tell you they only have 50 calories in a half-ounce portion. But remember, the whole packet of dressing probably contains 3 to 4 ounces, so be careful how much you use, and watch the size of the packet.
- Choose chicken or fish only if it is roasted, unbreaded, grilled, baked, or broiled without fat. Use mustard instead of mayonnaise, unless low-fat mayonnaise is offered.
- Choose a hamburger with a single plain meat patty. Skip cheese or mayonnaise-type sauces. Cheese adds 100 calories a slice and extra fat and sodium.
- Choose regular or junior size sandwiches rather than the larger, deluxe types. You can also save calories by skipping the mayonnaise and adding lettuce, tomato, onion, and mustard instead. Plain lean roast beef, turkey or chicken breast, or lean ham are probably the leanest choices in the sandwich category, as long as you hold the bacon, cheeses, and sauces. Also, choose a bun or bread over a croissant to save fat and calories.
- Many fast food desserts are high in fat and calories, so one option is to bring a piece of fresh fruit along from home. Or satisfy your sweet tooth with low-fat frozen yogurt (only 80 calories in 1/3 cup) or a small ice milk cone. Ices, sorbets, and sherbets generally have less fat and fewer calories than ice cream but are a significant source of sugar.

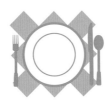

CÓMO HACER USO DE ESTE LIBRO

Ejemplo de Planificación de Comida #1
Aquí le demostramos como ajustar el Plan de Comida Básico para una dieta de 1,200 calorías.

Comida			Calorías
Desayuno			350
Más o menos			
-1 # / Almidón (tipo de alimento)	porción(s)		-80
		Total parcial	270
Almuerzo			450
Más o menos			
-1 # / Fruta (tipo de alimento)	porción(s)		-60
		Total parcial	390
Comida			550
Más o menos			
-1 # / Grasa (tipo de alimento)	porción(s)		-45
		Total parcial	505
		TOTAL CALORÍAS DIARIAS	1,165

Ejemplo de Planificación de Comida #2
Aquí le demostramos como ajustar el Plan de Comida Básico para una dieta de 2,200 calorías.

Comida			Calorías
Desayuno			350
Más o menos			
+1 # / Almidón (tipo de alimento)	porción(s)		+80
		Total parcial	430
Almuerzo			450
Más o menos			
+1 # / Fruta (tipo de alimento)	porción(s)		+60
+1 # / Grasa (tipo de alimento)	porción(s)		+45
		Total parcial	555
Comida			550
Más o menos			
+1 # / Almidón (tipo de alimento)	porción(s)		+80
+1 # / Carne Grasa Mediana (tipo de alimento)	porción(s)		+75
+1 # / Grasa (tipo de alimento)	porción(s)		+45
		Total parcial	750
Bocadillos *(Matinal, Vespertino, y/o Nocturno)*			125
+1 # / Almidón (tipo de alimento)	porción(s)		160
+1 # / Leche o Carne (tipo de alimento)	porción(s)		180
		Total parcial	465
		TOTAL CALORÍAS DIARIAS	2,200

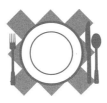

H O W   T O   U S E   T H I S   B O O K

Sample Meal Plan #1
Here's how to adjust the Basic Meal Plan (1,500 calories) for about a 1,200-calorie diet.

Meal	Calories
Breakfast	350

Plus or minus

<u>-1</u> <u>Starch</u> serving(s) -80
  #   (type of serving)   Subtotal <u>270</u>

Lunch   450

Plus or minus

<u>-1</u> <u>Fruit</u> serving(s) -60
  #   (type of serving)   Subtotal <u>390</u>

Dinner   550

Plus or minus

<u>-1</u> <u>Fat</u> serving(s) -45
  #   (type of serving)   Subtotal <u>505</u>

TOTAL DAILY CALORIES <u>1,165</u>

Sample Meal Plan #2
Here's how to adjust the Basic Meal Plan (1,500 calories) for about a 2,200-calorie diet.

Meal	Calories
Breakfast	350

Plus or minus

<u>+1</u> <u>Starch</u> serving(s) +80
  #   (type of serving)   Subtotal <u>430</u>

Lunch   450

Plus or minus

<u>+1</u> <u>Fruit</u> serving(s) +60
  #   (type of serving)

<u>+1</u> <u>Fat</u> serving(s) +45
  #   (type of serving)   Subtotal <u>555</u>

Dinner   550

Plus or minus

<u>+1</u> <u>Starch</u> serving(s) +80
  #   (type of serving)

<u>+1</u> <u>Med-Fat Meat</u> serving(s) +75
  #   (type of serving)

<u>+1</u> <u>Fat</u> serving(s) +45
  #   (type of serving)   Subtotal <u>750</u>

Snacks (Morning, Afternoon, and/or Evening)   125

<u>+2</u> <u>Starch</u> serving(s) 160
  #   (type of serving)

<u>+2</u> <u>Milk or Meat</u> serving(s) 180
  #   (type of serving)

                                          Subtotal <u>465</u>

TOTAL DAILY CALORIES <u>2,200</u>

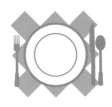

Su Planificación de Comida

Comida	Calorías	Carbos
Desayuno		
Más o menos	_____	_____
____ _____porción(s)	_____	_____
# (tipo de alimento)		
	_____	_____
	Total parcial	Total parcial
Almuerzo		
Más o menos	_____	_____
____ _____porción(s)	_____	_____
# (tipo de alimento)		
____ _____porción(s)	_____	_____
# (tipo de alimento)		
	_____	_____
	Total parcial	Total parcial
Comida		
Más o menos	_____	_____
____ _____porción(s)	_____	_____
# (tipo de alimento)		
____ _____porción(s)	_____	_____
# (tipo de alimento)		
____ _____porción(s)	_____	_____
# (tipo de alimento)		
	_____	_____
	Total parcial	Total parcial
"Snacks"		
	_____	_____
____ _____porción(s)	_____	_____
# (tipo de alimento)		
____ _____porción(s)	_____	_____
# (tipo de alimento)		
	_____	_____
	Total parcial	Total parcial
	_____	_____
	TOTAL DÍARIO CALORIAS	TOTAL DÍARIO CARBOS

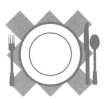

Your Meal Plan

Meal	Calories	Carb
Breakfast		
Plus or Minus	_____	_____
____ _____serving(s) # (type of serving)	_____	_____
	_____	_____
	Subtotal	Subtotal
Lunch		
Plus or Minus	_____	_____
____ _____serving(s) # (type of serving)	_____	_____
____ _____serving(s) # (type of serving)	_____	_____
	Subtotal	Subtotal
Dinner		
Plus or Minus	_____	_____
____ _____serving(s) # (type of serving)	_____	_____
____ _____serving(s) # (type of serving)	_____	_____
____ _____serving(s) # (type of serving)	_____	_____
	Subtotal	Subtotal
Snacks		
	_____	_____
____ _____serving(s) # (type of serving)	_____	_____
____ _____serving(s) # (type of serving)	_____	_____
	Subtotal	Subtotal
	_____	_____
	TOTAL DAILY CALORIES	TOTAL DAILY CARB

Foto en la direcha:
Comida 8

Photo at right:
Dinner 8

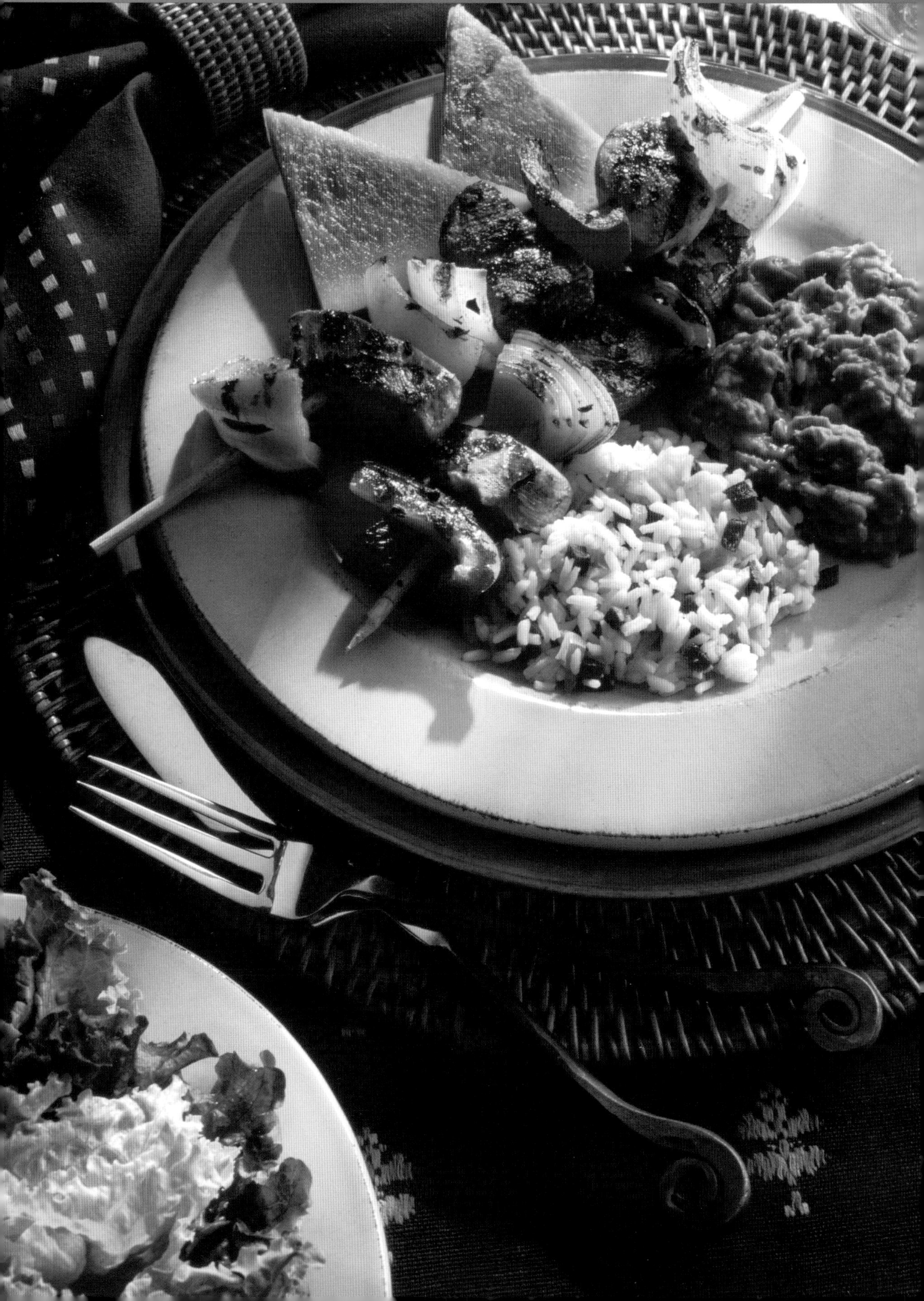

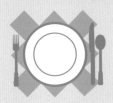

Cada **desayuno** en esta sección tiene entre **300 a 390 calorías** e incluyen:

2	porciones de	almidones
1	porción de	fruta
1	porción de	leche sin grasa
1	porción de	grasa

En algunos de los menús hemos reemplazado una porción de carne por una porción de leche o una de las porciones de almidón.

Cada **almuerzo** en esta sección tiene entre **340 a 520** calorías e incluye:

2	porciones de	almidones
2	porciones de	carne
0–1	porción de	verdura
1	porción de	fruta
1	porción de	grasa

En algunos de los menús hemos reemplazado una porción de leche sin grasa por una porción de carne o una de las porciones de almidón.

Cada **comida** en esta sección tiene entre **475 a 600** calorías e incluye:

2	porciones de	almidones
3	porciones de	carne
1–2	porciones de	verdura
1	porción de	fruta
2	porciones de	grasa

En algunos de los menús hemos reemplazado una porción de leche sin grasa por una de las porciones de carne o de almidón.

Desayuno 7 (Continuación)
Método
1. Combine todos los ingredientes excepto el pan en un envase grande, luego añada el pan. Mezcle bien y deje reposar por 10–15 minutos.
2. Caliente el horno a 325°F. Si desea una mezcla de consistencia uniforme, puede licuar o mezclar en un procesador de alimentos. Si todavía la mezcla está muy seca, agregue más agua.
3. Vierta en un molde de hornear anti-adherente de 13 x 9 x 2-pulgadas. Horneé por 60–75 minutos o hasta que un cuchillo insertado en el centro salga limpio. Sirva caliente o frío.

Almuerzo 1 (Continuación)
2. Caliente el aceite canola en una cacerola grande. Añada el achiote y revuelva hasta que el aceite se ponga anaranjado. Añada el sofrito y los pimentones y cocine por 2–3 minutos. Agregue el pollo y sofría por 5–6 minutos. Añada la salsa de tomate, baje a fuego lento, cubra, y cocine por 10–15 minutos. Revuelva varias veces.
3. Añada el caldo de pollo y el agua y cocine hasta hervir. Baje a fuego lento, añada el arroz, cubra, y cocine 15 minutos. Añada los guisantes, tape, y cocine por 5 minutos más. Adorne con un trozo pequeño de pimiento morrón español, si desea.

Comida 2 (Continuación)
Método
1. Caliente el aceite en un sartén a fuego mediano-alto y sofría la cebolla, ajo y pimiento por 3–5 minutos.
2. Añada el chile picoso en polvo, comino y el cilantro y sofría 1–2 minutos.
3. Agregue las habichuelas, el caldo y la sal y cocine por 3–5 minutos.
4. Muela las habichuelas con un majador de papas o tenedor. Baje a fuego lento y cocine por 10–15 minutos, revolviendo varias veces hasta que los frijoles queden espesos. Adorne con cilantro y cebollas, si desea.

Desayuno 8 (Continuación)
Método
1. Derrita la margarina en un sartén mediano. En una escudilla (fuente) mezcle la avena, el azúcar, y la canela. Vierta la mezcla de avena en el sartén y revuelva constantemente, por 8–10 minutos. Enfríe en una bandeja de hornear o un plato.
2. En una escudilla mediana mezcle las frutas y el yogur. Luego, sirva en moldes para postre. Cubra con 1 cda. de la avena tostada antes de servir.

SOFRITO
Porciones: 32/Tamaño de una Porción: 1 cda.

Ingredientes
1 cebolla pequeña, pelada
1/2 pimenton dulce, mediano, rojo, sin semillas
1/2 pimenton dulce, mediano, verde, sin semillas
1 tomate, sin semillas
1/2 hoja culantro isleño
1 cda. cilantro, fresco

Método
Licue todos los ingredientes hasta que la mezcla quede suave y luego guarde en el refrigerador.

Almuerzo 2 (Continuación)
2. Añada la carne y sofría por 4–5 minutos. Agregue el resto de los ingredientes, revuelva bien, y cocine por 5 minutos.
3. Baje el fuego y cocine hasta que la mayor parte del líquido se evapore, unos 15 minutos, revolviendo con frecuencia. Use para tacos o tostadas.

Comida 3 (Continuación)
3. En una escudilla (fuente) mediana se mezclan los nopales, tomate, cilantro, y el jugo de lima. Deje reposar en el refrigerador por lo menos 1 hora. Antes de servir, agregue el aguacate y adorne con el queso. Sirva con tortillas.

Comida 4 (Continuación)
Método
1. Caliente el aceite a fuego mediano-alto en una cacerola grande y sofría la carne, cebolla, ajo, y pimentones dulces hasta que la carne esté cocida, unos 8–10 minutos. Revuelva con frecuencia.
2. Añada el resto de los ingredientes y cocine hasta hervir. Tape, baje a fuego lento, y hierva suavemente por 2–3 horas. Remueva los clavos de olor y la pimienta entera antes de servir.

Desayuno 9 (Continuación)

2. En una escudilla mediana, combine la harina de maíz, polvo de hornear, sal, azúcar y pasas, si las va a usar. Mezcle bien los ingredientes.
3. En una escudilla grande, mezcle la masa de maíz, el huevo y la margarina. Agregue los ingredientes secos y mezcle hasta que todos los ingredientes estén húmedos. Si la mezcla está muy espesa, añada 1–2 cda. de leche descremada.
4. Vierta en un molde de hornear circular de 8-1/2 x 2 pulgadas, que ha sido cubierto con una capa de aceite vegetal en aerosol. Hornee por 30–35 minutos, o hasta que un cuchillo insertado en el centro de la torta salga limpio.

Almuerzo 3 (Continuación)
Método

Combine todos los ingredientes en una licuadora o procesador de alimentos. Mezcle hasta que forme una salsa suave y uniforme.

Almuerzo 4 (Continuación)

el hervor por 5 minutos, luego apague el fuego y deje enfriar el líquido.
2. Entretanto, sancoche las zanahorias, coliflor, porotos verdes, y arvejas en agua hirviendo entre 2 a 3 minutos.
3. Si usa los ajíes: raspelos para sacarles las semillas y las aristas que son las más picantes. Corte en tajaditas. Este ingrediente hace las verduras más interesantes!
4. Escurra las verduras y coloque en un envase o cuenco de vidrio. Añada el líquido escabeche, repollo, cebolla y ají. Cubra y refrigére por lo menos por 3 días antes de usar. Revuélvalo de vez en cuando.

Comida 5 (Continuación)

3. En una licuadora o procesador de alimentos, haga un puré con los tomates, la cebolla, el ajo, y el cilantro.
4. En una cacerola grande, hierva la mezcla de tomates y el caldo de pollo. Cocine por 15–20 minutos. Revuelva una o dos veces. Añada la hoja de epazote y caliente por otros 5 minutos.
5. Antes de servir, puede añadirle unas hojuelas de chile seco, a gusto. Las tortillas las puede agregar en este momento o según va consumiendo la sopa. Adorne cada plato con 1 cda. de queso rallado.

Desayuno 10 (Continuación)
Método

1. Con mucho cuidado remueva las hojas del maíz tierno. Limpie y deje a un lado hasta que las necesite. Si usa choclo congelado, puede usar hojas secas. Estas deben ser remojadas por varias horas o por la noche. Luego se remueven del agua, se escurren y se secan con una toalla de papel absorbente.
2. Remueva el maíz de la tusa. Guarde la tusa para usarla luego. En una licuadora o procesador de alimentos muela el choclo hasta formar una masa suave. Si necesita, agregue un poco de leche para poder moler la mezcla.
3. En una cacerola mediana caliente el aceite y la mantequilla, a fuego mediano. Sofría la cebolla y el ajo por 2 minutos. Añada el choclo y mezcle. Vierta en un molde grande.

(continúa en página 57)

Almuerzo 5 (Continuación)
Método

1. Caliente el horno a 350°F. En un sartén mediano caliente el aceite a fuego mediano y sofría el ajo y la cebolla unos 3–4 minutos. No deje que el ajo se dore.
2. Agregue los tomates, canela y el polvo de clavos de olor. Cocine a fuego lento por 3 minutos. Añada el jalapeño, alcaparras y aceitunas y siga cocinando por otros 2 minutos.
3. Coloque el pescado en un molde de hornear 13 x 9 x 2 pulgadas que haya sido rociado con aceite de cocinar anti-adherente y cubra con la salsa. Hornée por unos 25–30 minutos o hasta que el pescado esté cocido.

Comida 6 (Continuación)
Método

1. Caliente el aceite en un sartén anti-adherente a fuego mediano-alto. Sofría todos los ingredientes, excepto la carne, el caldo, la maicena, el huevo y la masa por 10 minutos.
2. Añada la carne y sofría por 15 minutos, revolviendo con frecuencia. Disuelva la maicena en el caldo. Añada al sartén y baje a fuego lento. Cocine hasta que se evapore la mayor parte del líquido. Enfríe el relleno en el congelador por la noche.
3. Caliente el horno a 400°F. Coloque 2 cda. del relleno en el centro de cada disco de masa. Coloque unos trocitos de huevo duro en cada empanada. Esparza un poco de agua en las orillas y selle con un tenedor.
4. Hornée en una bandeja de hornear rociada con aceite de cocinar anti-adherente, por 15 minutos o hasta que la superficie esté dorada.

(continúa en página 57)

RECETAS continuación

Desayuno 10 (Continuación)

4. En una escudilla pequeña mezcle el queso, sal y polvo de hornear. Agruege a la mezcla de choclo. Añada el huevo y bata hasta que la mezcla quede uniforme. Si necesita, ajuste la consistencia, suave pero firme, con leche descremada.
5. Coloque 2 hojas de maíz en dirección opuesta, la parte ancha una encima de la otra, creyo una zona rectangular en el centro. En ésta zona, coloque 2 cda. de la mezcla de choclo. Con mucho cuidado, doble 1 hoja hacia el centro, y luego la otra. Las hojas deben cubrir completamente la mezcla, incluyendo los lados. Debe amarrar los "paquetitos" con cordón o con unas tiras de las hojas de choclo.

Almuerzo 20 (Continuación)

2. Caliente el aceite en un sartén a fuego mediano-alto. Sofría la cebolla, ajo, y pimentón por 1–2 minutos. Añada el caldo, la salsa de maní, sal, y pimenton.
3. Cocine a fuego mediano-bajo hasta que la salsa espese, unos 8–10 minutos. Agrege las papas y revuelva suavemente.
4. Sirva sobre una capa de hojas de lechuga. Adorne cada porción con el cilantro y el maní picado.

Comida 6 (Continuación)
MASA PARA EMPANADAS BAJA EN GRASA
Porciones: 12/Tamaño de una Porción: 1 empanada

Ingredientes
1 taza de harina
1 taza masa harina
1/2 cdta. sal
6 cda. margarina, corte en 6 pedazos
1/2 taza agua fría o según se necesite
1 huevo, batido

Método
1. En el recipiente de un procesador de alimentos mezcle la harina, masa harina, y sal. Añada margarina y procese 5 a 10 segundos hasta que la mezcla tenga una consistencia gruesa.
2. Con el procesador aun corriendo, añada 1/2 taza agua. Pare el procesador tan pronto la masa

6. Cocine 45 minutos al vapor en una olla de bamboo sobre agua hirviendo, o en una olla grande coloque las mazorcas (tusas) que había guardado aparte. Agrege 2–3 pulgadas de agua y caliente hasta que hierva suavemente. Encima de las mazorcas, coloque las humitas con el sello hacia abajo. Tape y cocine al vapor por 45 minutos.
7. Saque de los paquetitos y sirva con sopas o carnes.

Desayuno 12 (Continuación)

2. Retire del fuego y agregue el queso. Deje enfriar. Forme 1/4 taza de masa en una bola y aplaste hasta tener un disco de 3 pulgadas. Continue formando las tortitas y fríalas en 1 cda. de aceite caliente, en un sartén anti-adherente, hasta que se doren. Fría el resto de las arepas con el aceite restante. Fría las arepas 4–5 minutos en cada lado.

Almuerzo 22 (Continuación)
Método

1. Caliente el aceite en un sartén mediano a fuego mediano. Sofría la cebolla, el ajo, y el arroz por 4–5 minutos, revolviendo constantemente.
2. Añada el resto de los ingredientes y deje hervir. Tape y cocine a fuego lento por 20 minutos hasta que el arroz esté tierno.

Almuerzo 23 (Continuación)
Método

1. Caliente el aceite en una cacerola grande y dore la cebolla, ajo, y las carnes por 8–10 minutos, revolviendo con frecuencia.
2. Añada el resto de los ingredientes y cocine hasta hervir. Tape, baje a fuego lento, y hierva suavemente por 30 minutos.

comienze a formar una bola. Añada agua adicional por cucharaditas, si es necesario.
3. Remueva del recipiente; forme una bola suave. Use la masa inmediatamente o envuelva en plástico y refrigere por unas horas o por la noche.
4. Caliente el horno hasta 400°F. Remueva la masa del refrigerador y divida por la mitad, manteniendo la masa restante cubierta. Ruede cada mitad hasta quedar en forma de tronco de 1-1/2 pulgada en diámetro. Corte cada tronco en 6 pedazos iguales. Ruede cada pedazo sobre una superficie espolvoreada con harina y forme un círculo de 5 pulgadas en diámetro.
5. Coloque 2 cda. del relleno en el centro de cada disco de masa. Esparza un poco de agua en las orillas y unalas, para formar la empanada. Selle las orillas con los dientes de un tenedor.
6. Coloque las empanadas en una bandeja de hornear rociada con aceite anti-adherente. Pinte las empanadas con huevo batido y horneé por 15–20 minutos.

RECETAS continuación

Almuerzo 24 (Continuación)
1/2 taza cilantro, picado

Método
1. Caliente el aceite en una cacerola grande y sofría la cebolla, ajo, pimentón, y cilantro por 3–4 minutos. Añada el jugo de almejas y el agua y cocine hasta hervir.
2. Agregue la yuca y la leche, tape y hierva suavemente por 20 minutos.
3. Añada las papas, zanahorias, plátano, pescado, y jugo de limón y caliente por 15 minutos. Añada los guisantes (arvejas) y col (repollo) y hierva suavemente por 5 minutos.
4. Combine la cebolla y el cilantro en un envase pequeño. Adorne cada porción con 1 cda. de esta mezcla.

Comida 11 (Continuación)
1 cda. harina de maíz (optativo)
1 cda. leche, baja en grasa (optativo)
2 huevos duros, cortados en rebanadas finas
1 cda. azúcar (optativo)

Relleno
1. Caliente el aceite en un sartén mediano a fuego mediano. Sofría la cebolla y el ajo por 2 minutos. Agregue el resto de los condimentos y las pasas. Añada la carne y cocine por 4–5 minutos.
2. Remueva cualquier grasa que suelte la carne y añada el caldo. Tape, baje el fuego, y cocine por 10–15 minutos. Puede cocinar el pino el día anterior y refrigerar.

Mezcla de Choclo
1. Desgrane y ralle el choclo (maíz). Agregue la albahaca, si la va a usar.
2. En una cacerola mediana, caliente a fuego lento el aceite. Agregue el choclo y la sal. Cocine hasta que hierva y espese unos 10–15 minutos.
3. Si la masa está muy líquida, puede añadirle harina de maíz. Si la masa está muy espesa, puede añadirle la leche.

Pastel de Choclo
1. Caliente el horno hasta 375°F. Rocíe un molde para hornear pan con aceite vegetal en aerosol. Coloque una capa de mezcla de choclo en el fondo del molde, luego cubra con una capa de pino, y ponga otra capa de mezcla de choclo por encima. Cubra con rebanadas de huevo y espolvoree con azúcar, si la va a usar.
2. Hornee hasta que se derrita el azúcar y forme una capa dorada sobre el pastel, 30–45 minutos. Si no usa el azúcar, hornee hasta que el pastel esté dorado, como por 1 hora.

Almuerzo 25 (Continuación)

Método
1. Caliente 1 cda. de aceite en una cacerola grande y dore la carne por 4–5 minutos. Agregue el agua y caldo y caliente hasta hervir. Tape, reduzca a fuego lento, y hierva suavemente por 30 minutos.
2. Caliente 1 cda. de aceite en un sartén pequeño y dore la cebolla. Añada la cebolla a la cacerola con el resto de los ingredientes excepto la salsa picante y los huevos. Hierva suavemente por 20 minutos.
3. Añada la salsa picante y coloque un pedazo de huevo cocido en cada plato, antes de servir.

PASTA DE HABANERO
Porciones: 48/Tamaño de una Porción: 1/2 cdta.

Ingredientes
1/2 taza agua
3 chiles habaneros
1 diente ajo, pelado
1/3 taza aceite de oliva

Método
1. Hierva el agua y apague el fuego.
2. Con una cucharita, cuidadosamente remueva las semillas y la vena blanca de los habaneros. Si sus manos son sensitivas a los chiles, use guantes.
3. Remoje los chiles en el agua caliente por unos 5 minutos. Esto ayuda a reducir el picante de los chiles. Escurra.
4. En una licuadora o procesadora de alimentos, procese el ajo, los chiles y el aceite de oliva hasta formar una pasta suave.
5. Use la pasta en cantidades pequeñas, a gusto o como indicado en varias recetas. Se le puede añadir a la salsa fresca.

Comida 13 (Continuación)

añada el pollo, y dore por 15–20 minutos, virando una vez.

3. Mientras tanto, combine la crema y el caldo en una cacerola pequeña, a fuego mediano bajo. Añada los chiles y el ajo y deje hervir suavemente. Cocine, revolviendo constantemente, por unos 10 minutos o hasta que la mezcla espese un poco. Heche la mezcla en una licuadora y licúe hasta que este cremosa.
4. En un plato grande de servir se colocan las pechugas doradas, se bañan con la salsa, se cubren con las callampas y sirva.

Comida 15 (Continuación)
Salsa
1-1/2 tazas salsa tomate
1-1/2 tazas de agua
1–2 chiles chipotles, licuados con 2 cda. agua
1 cdta. de canela en polvo
1 cdta. de comino
1/8 cdta. de clavo de olor, molido
1/4 cdta. de pimienta negra

Método
1. Caliente el horno hasta 350°F. En una cacerola grande combine todos los ingredientes para las albóndigas menos el caldo de res y mezcle bien. Forme 12 albóndigas. Coloque las albóndigas en un molde para asar y hornee por 15 minutos.
2. Combine todos los ingredientes para la salsa en una cacerola mediana y deje hervir. Baje a fuego lento y hierva suavemente por 15 minutos
3. Vierta el caldo de res por encima de las albóndigas antes de virarlas. Cocine por unos 10 minutos más. Remueva las albóndigas y escurra en papel toalla.
4. Añada las albóndigas a la salsa de chipotle hirviendo. Cubra y cocine por 15 minutos más.

Comida 16 (Continuación)
Método
1. Hierva el agua, la sal, pedazos de canela, anís, clavos de olor y el jengibre. Hierva por 2–3 minutos. Cuele y descarte las especias.
2. Añada la leche y el arroz y vuelva a hervir a fuego mediano.
3. Reduzca a fuego lento, tape, y cocine hasta que el arroz absorba casi todo el líquido, unos 15–20 minutos.
4. Agregue el azúcar y las pasas y mezcle bien. Continue cocinando a fuego lento y revolviendo de vez en cuando. Cuando el arroz esté espeso, espolvoreé con canela en polvo. Sirva caliente o frío.

Comida 19 (Continuación)
3. Coloque en un molde para micro-ondas de 3 pulgadas de profundidad. Ponga los pimientos uno al lado del otro, talladitos, para que se puedan apoyar uno del otro.
4. Añada el agua y cubra con papel plástico para el horno de micro-ondas. Cocine a fuego alto (high power) por 2–3 minutos o hasta que los pimientos estén un poco blandos. Remueva del horno y escurra los pimientos. ¡Cuidado—están calientes!
5. Con una cuchara de sopa, vaya añadiendo el picadillo. Cubra la apertura con 2 cda. de queso rallado. Coloque los pimientos rellenos en el molde nuevamente. Cubra y hornée por 4–5 minutos.

Comida 21 (Continuación)
1/4 cdta. sal
1/2 diente de ajo, machacado (optativo)

Método
Mezcle todos los ingredientes y revuelva bien.

Comida 22 (Continuación)
1/2 taza de alcachofas (alcaucil), escurridas, y cortada en pedazos

Método
1. Caliente el aceite en una cacerola mediana a fuego mediano. Sofría el pimentón y las habichuelas tiernas (ejotes) por 2 minutos.
2. Agrege el resto de los ingredientes, excepto las habas y la alcachofa, y lleve a hervir. Tape, reduzca el fuego, y deje hervir suavemente por 20 minutos. Añada las habas y la alcachofa, tape, cocine por 5 minutos adicionales.

Comida 25 (Continuación)
1/4 cdta. sal
1/4 cdta. pimienta negra
1 cdta. jugo fresco de lima
1 taza hojas de lechuga, picadas en tiras finitas

Método
1. Cocine la coliflor y las habichuelas tiernas (vainicas), si frescas, en agua hirviendo por 6–8 minutos. Escurra.
2. Mientras tanto, combine el resto de los ingredientes excepto la lechuga y mezcle bien. Añada las verduras y la lechuga y refrigere por lo menos 1 hora antes de servir.

Comida 27 (Continuación)
Método
1. Combine todos los ingredientes excepto el pimentón, cebolla, y tomate, y mezcle bien.
2. Esparsa aderezo sobre las verduras y revuelva bien. Tape y refrigere por varias horas o por la noche. De vez en cuando revuelva la mezcla.

COMIDA

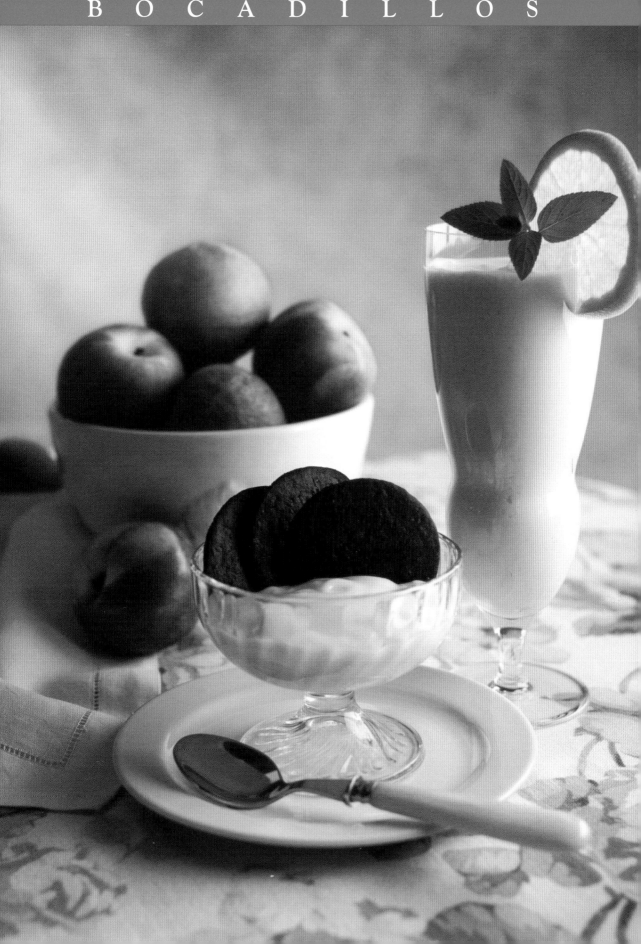

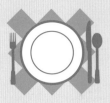

Los bocadillos en esta sección están divididos en tres grupos:

Cada bocadillo de **60 calorías** es igual a   1 porción de fruta

Cada bocadillo de **125 calorías** es igual a   1 porción de almidón **Y**
                                                       1 porción de grasa

Cada bocadillo de **170 calorías** es igual a   1 porción de almidón **Y**
                                                       1 porción de leche sin grasa **O**
                                                       1 porción de carne

60 calorías

1
3/4 taza CHAMPOLA DE BANANA Y NARANJA
(véase Desayuno 1)

2
1/2 taza jugo de granadilla

3
1 naranja

4
1 manzana

5
3/4 taza guava, rodajas

6
1 porción COPAS SUPREMAS DE GELATINA

COPAS SUPREMAS DE GELATINA
Porciones: 8
Tamaño de una Porción: 1 taza

Ingredientes
1 0.3-oz. paquete de gelatina de fresa, sin azúcar
1 0.3-oz. paquete de gelatina de naranja (china), sin azúcar
1 0.3-oz. paquete de gelatina de lima (limón verde), sin azúcar
1-1/2 taza leche sin grasa
1/16 cdta. sal
1-1/2 cda. azúcar
1 yema de huevo, batida
2 cda. maicena
1 pedazo de cáscara de lima
Frutas frescas (use 2 tazas, en rebanadas, de las siguientes frutas o combinaciones de ellas: fresas, kiwis, guineos (banano, cambur), melocotones (durazno), naranjas (china), o mangos)

Método
1. Siga las instrucciones en los paquetes de gelatina. Prepare cada sabor por separado. Refrigere hasta que cuaje, y entonces corte en cuadritos de 1/2-pulgada y regrese a el refrigerador (nevera).
2. En una cacerola mediana, mezcle la leche, la sal y el azúcar a fuego mediano. Remueva un poco de la leche tibia y coloquela en una escudilla (fuente) pequeña. Añada la yema batida y disuelva la maicena en la leche. Devuelva la leche a la cacerola.
3. Agrege la cáscara de limón y cocine a fuego mediano. Revuelva constantemente hasta que empieze a burbujear y espese. Reduzca el calor a fuego lento y continue cocinando por 5 minutos adicionales. Remueva el pedazo de cáscara de limá. Ponga la natilla en un plato o fuente y deje enfriar.
4. Al momento de servir, eche en 8 copas una capa de cada sabor de gelatina y cubra con 1-1/2 cda. de natilla y 1 cda. de frutas. Repita el procedimiento.

7
1 porción COMPOTA DE FRUTAS
(véase Comida 28)

8
10 quequitos de arroz

9
1 porción COCKTAIL DE FRUTAS FRESCAS
(véase Comida 7)

10
2 cda. fruta seca mixta

11
3/4 taza Cheerios

12
1 porción PAPAYA AL HORNO
(véase Comida 17)

13
1/4 taza sorbete

14
1/2 taza papaya, rodajas
1/4 mango pequeño, rodajas

125 *calorías*

1
3 tazas palomitas de maíz llanas
1 cda. margarina grasa reducida, derretido
Pizca polvo curry

2
1/2 panecito dulce

3
1/2 taza mezcla Chex
5 maní tostado sin sal

4
15 "chips" tortilla asada
2 cda. aguacate
1/4 taza salsa

5
1/2 porción
TORTA DE ELOTE
(véase Desayuno 9)
1 cda. margarina grasa reducida

6
1 porción SANGRÍA
3 maní tostado sin sal

SANGRÍA
Porciones: 12
Tamaño de una Porción:
3/4 taza

Ingredientes
6 clavos de olor
6 naranjas, en rebanadas sin pelar (descascarar)
4 tazas vino tinto, frío
1 envase de 6 onzas de jugo de naranja congelado, sin diluir
3/4 taza jugo de lima
1/4 taza azúcar
4 tazas de agua, agua mineral con o sin gas, agua carbonatada con sabor de limón o jengibre, fría

Método
1. Ponga 1 clavo de olor en la cáscara de cada rebanada de naranja.
2. En un envase grande mezcle todos los ingredientes, excepto el agua carbonatada. Deje reposar unos 20 minutos.
3. Agrege el agua carbonatada, mezcle bien y sirva inmediatamente en un vaso mediano con mucho hielo. Guarde el resto en el refrigerador.

7
1 oz. bolillo
1 cdta. margarina

8
1/2 porción FRIJOLES
REFRITOS RÁPIDOS
(véase Comida 2)
1 cda. aguacate

9
1 porción ENSALADA
DE MAÍZ
(véase Almuerzo 9)
1 cda. aguacate

10
1 porción HUMITAS
CON QUESO
(véase Desayuno 10)

11
1 wafle grasa reducida
1 cda. margarina grasa reducida

12
3/4 oz. "chips" tortilla asada
1/4 oz. queso cheddar grasa reducida, derretido

13
3 galletitas de jengibre
1 cda. anacardos sin sal

14
1 tortilla de harina de 6 pulgadas
2 cda. aguacate

1

3/4 taza Cheerios
1 taza leche sin grasa

2

1 porción BATIDOS DE
FRUTA CON YOGUR
8 galletas mezcla de trigos

BATIDOS DE FRUTA
CON YOGUR

Porciones: 3
Tamaño de una Porción:
3/4 taza

Ingredientes

1 fruta, mediano, sin cáscara:
durazno, guineo (banana,
cambur) maduro,
o nectarín
3/4 taza de fresas, frambuesas,
moras, papaya, o mango
maduro
1 taza de yogur, bajo en
grasa, de sabor natural
o del sabor de su
preferencia, sin azúcar
1 taza de leche, sin grasa
1/4 cdta. extracto de vainilla
4 cubitos de hielo, picados
1/2 cdta. jugo lima
(si usa mango)

Método

Licue todos los ingredientes
hasta quedar suave y cremoso.

170 calorías

3

1/2 taza avena cocida
1 taza leche sin grasa

4

1 porción BATIDO
DE PAPAYA
(véase Desayuno 23)
8 galletas mezcla de trigos

5

2/3 taza yogur sabor fruta sin
grasa endulzado con
edulcorante artificial
5 galletas barquillo de
vainilla

6

1 porción BUDÍN DE PAN
(véase Desayuno 7)

7

1 rebanada de pan de trigo
1 cda. mantequilla de maní

8

1 tortilla de harina de 6
pulgadas
1 oz. queso mexicano

9

1/2 taza All-Bran
1 taza leche sin grasa

10

1 tortilla de harina de 6
pulgadas
1/2 porción FRIJOLES
REFRITOS RÁPIDOS
(véase Comida 2)

11

1 tortilla de harina de 6
pulgadas
1 huevo scrambled con
atomizador de aceite

12

1 porción REFRESCO
DE PIÑA
(véase Desayuno 6)
8 galletas mezcla de trigos

13

1/2 porción SOPA DE
FRIJOLES NEGROS
RÁPIDA
(véase Almuerzo 7)
3 galletas saladas

14

2/3 taza yogur sabor fruta sin
grasa endulzado con
edulcorante artificial
3 cda. granola

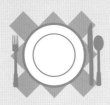

Each **breakfast** in this section has between **300 and 390 calories** and includes:

2	Starch	servings
1	Fruit	serving
1	Fat-Free Milk	serving
1	Fat	serving

In some menus, one meat serving has been used in place of either the fat-free milk serving or one of the starch servings.

Each **lunch** in this section has between **340 and 520 calories** and includes:

2	Starch	servings
2	Meat	servings
0–1	Vegetable	serving
1	Fruit	serving
1	Fat	serving

In some menus, one fat-free milk serving has been used in place of either one of the meat or one of the starch servings.

Each **dinner** in this section has between **475 and 600 calories** and includes:

2	Starch	servings
3	Meat	servings
1–2	Vegetable	servings
1	Fruit	serving
2	Fat	servings

In some menus, one fat-free milk serving has been used in place of either one of the meat or one of the starch servings.

63g carb

3/4 cup BANANA-ORANGE CHAMPOLA
3/4 cup Wheaties
1/2 cup fat-free milk
1 slice whole-wheat toast
1 tsp. margarine
1/2 banana

BANANA-ORANGE CHAMPOLA

Yield: 8 servings/Serving size: 1 cup

Ingredients
1-1/2 cups sliced ripe banana
1-1/2 cups orange juice, no sugar added
4 cups fat-free milk
1/4 tsp. vanilla extract

Method
Blend half of all ingredients until smooth and creamy, then blend second batch. Combine and serve immediately.

62g carbo

1 serving CARIBBEAN CHICKEN STEW
10 dry-roasted unsalted peanuts
1/2 small mango

CARIBBEAN CHICKEN STEW

Yield: 8 servings/Serving size: 1 cup plus 1 piece chicken

Ingredients
2 Tbsp. olive oil
2–3 garlic cloves, minced
1/4 tsp. oregano
Dash paprika
1/4 tsp. salt
Dash black pepper
1 3-lb. chicken, cut into 8 pieces, skin and fat removed
2 tsp. canola oil
1/8 tsp. annatto (achiote) powder
2 Tbsp. sofrito (see recipe, page 95)
1/2 cup tomato sauce

2 cups low-fat, low-sodium chicken broth
2 cups water
1 cup uncooked long-grain rice
1 cup frozen peas
2 Tbsp. pimiento (optional)

Method
1. Combine olive oil, garlic, oregano, paprika, salt, and pepper in large container. Add chicken and marinate in the refrigerator for at least 1 hour.

(continued on page 95)

62g carbo

3 oz. pork roast, cubed and mixed with
1/2 cup cooked black beans and
1/3 cup cooked white rice
Hearts of Palm salad (arrange on plate in shape of palm tree):
    1 cup shredded lettuce (grass)
    3 canned drained hearts of palm, diced (trunk)
    2 Tbsp. avocado, sliced (leaves)
    1/2 small mango, sliced (leaves)
    1 Tbsp. lime juice

53g carb

1 cup cooked oatmeal
1 tsp. margarine
1 cup fat-free milk
1 medium orange

59g carb

2 beef soft tacos:
   1 serving BEEF FILLING
   2 6-inch flour tortillas
   1 cup shredded lettuce

1 Tbsp. chopped onion
2 Tbsp. avocado, sliced
1/4 cup salsa
1/2 grapefruit

BEEF FILLING

Yield: 6 servings/Serving size: 1/2 cup

Ingredients

2 tsp. canola or olive oil
1/2 medium onion, peeled and finely chopped
2 garlic cloves, minced
1/2 cup finely chopped bell pepper, or use your favorite chili
1 lb. lean ground beef
2 Tbsp. chopped cilantro
1/2 tsp. oregano
1/2 tsp. cumin
1/4–1/2 tsp. chili powder

1 Tbsp. tomato paste
1-1/2 fresh medium tomatoes, finely chopped
1/2 tsp. salt

Method

1. Heat oil in a nonstick skillet over medium heat. Sauté onion and garlic for 2–3 minutes. Add peppers and sauté 2 minutes.
2. Add meat and sauté 4–5 minutes. Add remaining ingredients, stir, and cook 5 minutes.
3. Lower heat and cook until most of the liquid has evaporated, about 15 minutes, stirring frequently. Use for tacos or tostadas.

62g carb

2 oz. shredded pork roast mixed with
1 serving QUICK REFRIED BEANS and

1/2 cup canned diced tomatoes seasoned with chili peppers
2 cups mixed green salad
2 Tbsp. reduced-fat Italian salad dressing
1 Tbsp. crushed unsalted cashews
1 medium apple

QUICK REFRIED BEANS

Yield: 5 servings/Serving size: 1/2 cup

Ingredients

1 Tbsp. canola oil
1/4 cup chopped onion
2 garlic cloves, minced
1/2 green or red bell pepper, chopped
1/4 tsp. chili powder
1/4 tsp. cumin
1/4 tsp. ground coriander
2 15-oz. cans black beans, rinsed and drained

1 cup low-fat, low-sodium chicken broth 1/2 tsp. salt
2 Tbsp. chopped cilantro (optional)
2 Tbsp. chopped onions (optional)

Method

1. Heat oil in a medium skillet over medium-high heat and sauté the onion, garlic, and bell pepper for 3–5 minutes.

(continued on page 95)

3

55g carb

2 oz. bolillo (1/2 Mexican roll)
1 Tbsp. reduced-fat margarine
1 cup fat-free milk
1/2 grapefruit

3

51g carb

Huevos Rancheros:
    2 steam-heated corn tortillas
    1 fried egg (use cooking
       spray)
    1 serving RANCHERA
       SAUCE
    1 oz. Mexican cheese,
       crumbled

    1/4 cup chopped onion
    1 Tbsp. chopped cilantro
1 small banana

Place egg on 1 tortilla, cover with sauce, and sprinkle with cheese, onion, and cilantro. Use other tortilla to dip into egg.

RANCHERA SAUCE

Yield: 14 servings/Serving size: 1/4 cup

Ingredients
6 medium tomatoes, roasted, skinned,
   and seeded
1–2 hot red chilies (Fresno, jalapeño,
   serrano, or New Mexican red)
2 medium onions, peeled and cut into
   chunks
1–2 garlic cloves, peeled

1 Tbsp. fresh cilantro
1/2 tsp. sugar
1/2 tsp. salt
1 Tbsp. white or apple cider vinegar
1 Tbsp. fresh parsley

(continued on page 95)

3

60g carb

3 oz. broiled beef tenderloin
1 cup CACTUS (NOPALES) SALAD
2 6-inch flour tortillas
1 cup fresh papaya

CACTUS (NOPALES) SALAD

Yield: 7 servings/Serving size: 1/2 cup

Ingredients
1 lb. fresh or canned nopales, cut into
   1/2-inch pieces
1/2 large white onion, cut into chunks
1/2 tsp. salt
2 medium tomatoes, peeled and
   chopped, or 1 14-oz. can dried
   tomatoes, drained
1/2 cup finely chopped cilantro
2 tsp. fresh lime juice
1/2 medium avocado, cubed
1/4 cup shredded Mexican-style cheese

Method
1. Rinse fresh nopales and pat dry. Cut into pieces. (Some people prefer to peel them with a vegetable peeler, while others simply remove the thorns and the least tender part, close to where the leaf was cut from the plant.)
2. Cook in boiling water with onion and salt for 5 minutes. Or drain canned nopales and cut into pieces.
3. In a medium bowl, combine nopales, tomato, cilantro, and lime juice. Refrigerate at least 1 hour. Before serving, add avocado and garnish with cheese. Serve with tortillas.

44g carb

1 scrambled egg mixed with
1/3 cup cooked white rice and
1 Tbsp. diced chili pepper
1 slice whole-wheat toast
1 tsp. margarine
1 medium orange

54g carb

2 slices whole-wheat bread
3 oz. roast beef
1 Tbsp. light mayonnaise
2 lettuce leaves

2 slices tomato
1/2 cup PICKLED VEGETABLES
1 medium apple

PICKLED VEGETABLES

Yield: 26/Serving size: 1/4 cup

Pickling Liquid:
2 cups vinegar, white or cider
2 cups water
1 tsp. mustard seeds
2 garlic cloves
4 whole cloves
1/2 tsp. black peppercorns
2 tsp. thyme
2 tsp. oregano
4 bay leaves
1/2 tsp. salt
1 tsp. sugar

Pickling Vegetables:
2 cups sliced carrots
2 cups chopped cauliflower
1 cup julienned green beans
1 cup sweet peas
1 cup cabbage, cut into fine strips
1 cup sliced onion
1–3 small jalapeño peppers (optional)

(continued on page 95)

61g carb

1 serving BEEF STEW
1 medium boiled potato
1 Tbsp. reduced-fat margarine
3/4 cup fresh pineapple

BEEF STEW *Yield: 5 servings/Serving size: 1 cup*

Ingredients
1 Tbsp. olive or canola oil
1-1/2 lb. flank steak, cut into bite-
    sized pieces
1 medium onion, peeled and chopped
2 garlic cloves, minced
1/2 medium green bell pepper,
    chopped
1/2 medium red bell pepper, chopped
4 cups low-fat, low-sodium beef stock
1 carrot, cut into 1-inch pieces
2 celery stalks, trimmed, cut into
    1-inch pieces

1 Anaheim pepper, roasted and chopped
2–3 jalapeño, serrano, Thai, or yellow peppers,
    chopped, to taste
1 15-oz. can crushed tomatoes with juice
2 whole cloves
4–5 black peppercorns
1/2 tsp. thyme
1/2 tsp. cumin
1/2 tsp. black pepper

(continued on page 95)

50g carb

Breakfast Wrap:
  1 scrambled egg
  1/4 cup Quick Refried Beans (see Dinner 2)
  1/4 cup salsa
  2 Tbsp. avocado, sliced
  1 Tbsp. chopped cilantro
  1 6-inch flour tortilla
1/2 cup calcium-fortified orange juice

60g carb

1 serving RED SNAPPER VERACRUZ
1/3 cup cooked white rice
1 6-inch flour tortilla
2 lettuce leaves topped with
1 cup tomato and
1 Tbsp. avocado
1 cup papaya

RED SNAPPER VERACRUZ

Yield: 8 servings/Serving size: 4 oz. fish

Ingredients
1 Tbsp. olive oil
1/2 medium onion, finely chopped
2 garlic cloves, crushed
4 medium tomatoes, peeled, seeded, and finely chopped
1/4 tsp. cinnamon
1/4 tsp. cloves

1 jalapeño pepper, seeds and white vein removed, cut into strips, or 1/4 cup canned jalapeño pepper
1 Tbsp. capers
6 stuffed green olives, sliced
2 lb. red snapper filets (or use any other white fish), cut into 8 4-oz. pieces

(continued on page 96)

61g carb

1 serving TORTILLA SOUP
3 oz. cooked skinless chicken
1/3 cup cooked brown rice
1/4 cup salsa

2 Tbsp. avocado
2/3 cup strawberries
1/2 large kiwi

TORTILLA SOUP

Yield: 4 servings/Serving size: 1 cup

Ingredients
6 6-inch corn tortillas
1 Tbsp. canola oil
1 medium onion, peeled and finely chopped
1 garlic clove, minced
1 15-oz. can diced tomatoes with juice
2 Tbsp. chopped cilantro
4 cups low-fat, low-sodium chicken broth
1 fresh epazote leaf (Mexican tea), if available, or 1/4 tsp. dried epazote

1/4 tsp. chili powder
1/4 cup shredded reduced-fat Jack or muenster cheese

Method
1. Heat oven to 400°F. Cut tortillas into thin strips. Place on baking sheet that has been coated with nonstick cooking spray. Bake until crisp, about 8–10 minutes.
2. Heat oil in small skillet and sauté onion and garlic for 4–5 minutes.

(continued on page 95)

50g carb

2 reduced-fat toaster waffles
1 Tbsp. reduced-fat margarine
1 oz. cooked pork sausage
1 serving PINEAPPLE COOLER

PINEAPPLE COOLER *Yield: 9 servings/Serving size: 3/4 cup*

Ingredients
4 cups pineapple juice, no sugar added
1/2 cup pineapple, fresh or canned in
   own juice (drained)
3 cups lemon-flavored soda water

Method
Blend all ingredients until smooth.

58g carb

3 oz. cooked shrimp mixed with
1/3 cup cooked white rice and
1/4 cup cooked peas and
1/4 cup cooked corn
1/2 cup PICKLED VEGETABLES (see Lunch 4)
6 mixed nuts
2 medium figs

65g carb

2 MEAT AND VEGETABLE EMPANADAS
1/2 cup steamed cauliflower
1/2 cup steamed carrots
2 Tbsp. fat-free Italian salad dressing
3/4 cup fresh pineapple

MEAT AND VEGETABLE EMPANADAS *Yield: 12 servings/Serving size: 1 empanada*

Ingredients
1 Tbsp. canola oil
1/2 onion, chopped fine
1 cup finely diced carrots
1/2 cup finely shredded cabbage
1/2 green or red bell pepper, chopped
   fine
1 Tbsp. thinly sliced green olives
1 garlic clove, crushed
1 Tbsp. chopped fresh parsley or 1 tsp.
   dried parsley
1/2 Tbsp. chopped fresh basil or 1/4 tsp dried basil
1/2 tsp. salt
1/4 tsp. black pepper
1 lb. lean ground beef
1 tsp. cornstarch
1/2 cup low-fat, reduced-sodium beef broth
1 hard-boiled egg, chopped
1 recipe Low-Fat Empanada Dough (see recipe,
   page 96)

(continued on page 96)

7

57g carb

1 serving BREAD PUDDING
1 cup fat-free milk
5 dry-roasted unsalted peanuts
1/2 small mango

BREAD PUDDING

Yield: 15 servings/Serving size: 1 square (2-1/2 x 3 inches)

Ingredients

2 cups fat-free evaporated milk
1-1/2 cups water, divided
2 eggs, beaten
1/2 cup applesauce, without sugar added
1/4 cup canola oil
1 Tbsp. vanilla extract
1/2 cup sugar

1/4 tsp. ground cloves
1 tsp. cinnamon
1/2 tsp. nutmeg
1/2 cup raisins, dates, or other dried fruit, chopped
1/4 tsp. salt
1 tsp. lime zest
12-oz. loaf French or Cuban bread, cubed, or 12 cups cubed day-old white sandwich bread

(continued on page 95)

7

64g carb

1 serving QUICK BLACK BEAN SOUP
1 cup sliced tomato with
2 Tbsp. avocado on
2 lettuce leaves
1 small banana

QUICK BLACK BEAN SOUP

Yield: 4 servings/Serving size: 1 cup

Ingredients

1 tsp. canola oil
1/4 cup sofrito (see recipe, page 95)
1 cup lean ham, cubed
2 15-oz. cans black beans, rinsed and drained
2 cups low-fat, low-sodium beef broth
4 Tbsp. chopped hard-boiled egg

Method

1. Heat oil in medium stockpot and sauté sofrito and ham 3–4 minutes.
2. Add beans and broth and bring to a boil. Cover, reduce heat, and simmer 20 minutes.
3. Remove 1 cup soup and mash or run through the blender or food processor. Return pureé to soup. Cook 2 minutes.
4. Garnish each serving with 1 Tbsp. egg.

7

65g carb

1 serving Beef Filling (see Lunch 2) with
3 Tbsp. sliced green olives and
1/2 Tbsp. capers
1/2 cup cooked black beans
1/3 cup cooked white rice
2 cups mixed green salad
2 Tbsp. reduced-fat Italian salad dressing
1/2 cup FRESH FRUIT COCKTAIL

FRESH FRUIT COCKTAIL

Yield: 6 servings/Serving size: 1/2 cup

Ingredients

2 large oranges, peeled (strip membrane from each segment and cut into 2–3 pieces)
1 cup papaya, peeled, seeded, and cubed
1 cup ripe mango, peeled and cubed

1/4 cup orange, lime, or lemon juice
6 sprigs fresh mint

Method

Mix all ingredients and chill. Garnish with mint leaves to serve.

8

2 servings FRUIT SALAD WITH TOASTED OATS
1 cup fat-free milk

63g carb

FRUIT SALAD WITH TOASTED OATS

Yield: 6 servings/Serving size: 1/6 recipe

Ingredients
1 Tbsp. reduced-fat margarine
1 cup quick-cooking oats
1 Tbsp. brown sugar
1/4 tsp. cinnamon
1/2 medium ripe banana, sliced
1/2 medium apple, seeded and cubed
1/2 medium pear, seeded and cubed

1/2 medium peach, cubed
1/2 cup pineapple chunks, fresh or canned in water or own juice
1/2 cup mandarin orange sections, fresh or canned in water
1 6-oz. carton fat-free fruit-flavored yogurt

(continued on page 95)

8

1 cup canned lentil soup
4 multigrain crackers
1 oz. cheddar cheese
1 Tbsp. unsalted cashews
1/2 cup Pickled Vegetables (see Lunch 4)
1 medium apple

58g carb

8

1 serving MEAT KABOB MEDLEY
1/2 cup cooked pinto beans
1 tsp. canola oil

2/3 cup cooked white rice
2 cups mixed salad
2 Tbsp. reduced-fat salad dressing
1-1/4 cups watermelon

69g carb

MEAT KABOB MEDLEY

Yield: 6 servings/Serving size: 2 kabobs

Ingredients
1/2 lb. beef top sirloin, cut into 12 pieces
1/2 lb. boneless pork loin, cut into 12 pieces
1/2 lb. boneless, skinless chicken breast, cut into 12 pieces
1 medium green bell pepper, cut into 12 chunks
1 medium red bell pepper, cut into 12 chunks
2 medium onions, each cut into 12 chunks

Method
1. Place 1 piece of beef, pork, and chicken on each of 12 skewers, alternating with chunks of pepper and onion.
2. Grill or broil about 6 inches from the heat source for 10–15 minutes, turning kabobs frequently.

9

51g carb

1 serving CORN BREAD
1/2 Tbsp. reduced-fat margarine
1 cup fat-free milk
1/2 cup calcium-fortified orange juice

CORN BREAD

Yield: 8 servings/Serving size: 1 slice

Ingredients

3 ears fresh corn or 1 10-oz. pkg. frozen corn, thawed
1 cup masa harina de maiz (corn flour)
1 Tbsp. baking powder
1/2 tsp. salt
1/4 cup sugar
1 Tbsp. raisins (optional)
1 egg
3 Tbsp. margarine, melted
1–2 Tbsp. fat-free milk (optional)

Method

1. Heat oven to 350°F. Remove kernels from cob and grind corn kernels using a meat grinder or a food processor. It should form a stiff dough.
2. In a medium bowl, combine corn flour, baking powder, salt, sugar, and raisins, if using. Mix well.

(continued on page 95)

9

58g carb

1 serving CORN SALAD
2 oz. beef tenderloin cooked in
1/2 tsp. canola oil with
1/2 cup sliced onion and
1/2 cup sliced green bell pepper
1 6-inch flour tortilla
1/2 small mango

CORN SALAD

Yield: 4 servings/Serving size: 1/2 cup

Ingredients

1 cup corn, fresh or frozen
1/2 cup chopped red bell pepper
1/2 cup chopped green bell pepper
1/4 cup finely chopped onion
1 tomato, chopped
1 Tbsp. olive oil
1 Tbsp. lime juice
Ground black pepper, to taste

Method

Combine all ingredients, mix well, and refrigerate 30 minutes before serving.

9

54g carb

3 oz. baked pompano (fish)
1/2 cup cooked pigeon peas mixed with
1/3 cup cooked white rice
1 cup steamed kale
1 Tbsp. reduced-fat margarine
10 dry-roasted unsalted peanuts
1 carambola (star fruit)

1 serving CORN DUMPLINGS WITH CHEESE
1/2 cup cooked oatmeal
2/3 cup fat-free artificially sweetened fruit-flavored yogurt
1 cup papaya

62g carb

CORN DUMPLINGS WITH CHEESE

Yield: 4 servings/Serving size: 2 corn dumplings

Ingredients
3 ears fresh corn or 2 cups frozen corn, thawed
Corn husks, fresh or dried and soaked
1 Tbsp. fat-free milk (optional)
2 tsp. canola oil
1 tsp. margarine
2 Tbsp. grated onion

1 garlic clove, minced
2 Tbsp. low-fat grated Parmesan cheese
1/4 tsp. salt
1 tsp. baking powder
1 egg, beaten

(continued on page 96)

1 serving PLANTAIN SOUP
1/4 cup sliced baked breadfruit (or 3/4 oz. baked potato chips)

1 cup sliced tomato and
1 Tbsp. avocado on
2 lettuce leaves
1/4 cup granadilla (passion fruit)

59g carb

PLANTAIN SOUP

Yield: 6 servings/Serving size: 1 cup

Ingredients
3 cups low-fat, low-sodium chicken broth
1 lb. boneless, skinless chicken breast, cut into 1-inch pieces
1 onion, peeled and quartered
1/2 medium green bell pepper, seeded and halved
1/2 medium red bell pepper, seeded and halved
2 Tbsp. sofrito (see recipe, page 95)

1/2 tsp. salt
1 green plantain
1 cup water, room temperature

Method
1. Bring all ingredients except plantain to boil in medium stockpot, then cover, reduce heat, and simmer 45 minutes.
2. Peel and finely grate the plantain pulp. Dissolve grated plantain in water and stir into the soup. Cover and cook 15–20 minutes.

Arroz. con Pollo:
    3 oz. skinless roasted chicken
    1 cup canned no-salt-added stewed tomatoes
    2/3 cup cooked white rice
12 mixed nuts
1 cup papaya

63g carb

Heat chicken, tomato, and rice and season with onion, chili powder, cilantro, or other flavoring as desired.

56g carb

1 cup cooked Cream of Rice sprinkled with
1 Tbsp. chopped Brazil nuts
1 cup fat-free milk
1 small orange

72g carb

3 oz. scallops sautéed in
1 tsp. margarine
1/2 cup cooked black beans
2/3 cup cooked white rice
1/2 cup cooked spinach
3 dates

59g carb

1 serving CHILEAN
   CORN PIE
1 cup mixed green salad with
1 oz. feta cheese and

1/4 cup fat-free croutons
1 Tbsp. reduced-fat Italian salad dressing
1 medium apple

CHILEAN CORN PIE

Yield: 6 servings/Serving size: 1/6 recipe

Meat Filling
1 Tbsp. canola oil
3 medium onions, peeled and finely chopped
2–3 garlic cloves, minced
1/8–1/4 tsp. Habanero Paste (see recipe, page 97)
1/2 tsp. salt
1/2 tsp. paprika
1/2 tsp. cumin
Ground black pepper, to taste
2 Tbsp. raisins (optional)

1 lb. lean ground beef or finely diced boneless, skinless chicken breast
1/4 cup low-fat, low-sodium beef or chicken broth, homemade or canned

Corn Dough
6 ears fresh corn or 3 cups frozen corn, thawed
1/8 tsp. basil (optional)
2 Tbsp. olive oil
1/4 tsp. salt
1 Tbsp. masa harina (corn flour; optional)
1 Tbsp. fat-free milk (optional)

(continued on page 97)

1 serving AREPAS
1/2 cup calcium-fortified orange juice

40g carb

AREPAS Yield: 4 servings/Serving size: 3 arepas

Ingredients
3 cups water
1 tsp. salt
1 cup yellow or white cornmeal
1 cup shredded part-skim white
   cheese (such as mozzarella)
2 Tbsp. canola oil

Method
1. Bring water and salt to a boil, then add cornmeal. Cook, stirring constantly, until dough separates from the sides of the pot.
2. Remove from heat and add cheese. Allow to cool. Shape 1/4 cup dough into a ball and flatten into a 3-inch patty. Continue with all dough, then fry half the arepas in a nonstick frying pan with 1 Tbsp. hot oil until golden brown. Then fry second half in remaining oil. Cook arepas 4–5 minutes on each side.

2 oz. bolillo (1/2 Mexican
   roll) with
1 oz. ham
1 oz. Monterey Jack
   cheese
1/2 cup sliced tomato
1/2 cup lettuce
1 Tbsp. green chili pepper
1 Tbsp. reduced-fat Italian salad
   dressing
1 serving POTATO SALAD
1/4 cherimoya

70g carb

POTATO SALAD Yield: 12 servings/Serving size: 1/2 cup

Ingredients
2 lb. red potatoes, peeled, cubed,
   and cooked
1/4 tsp. salt
1 small white or yellow onion,
   peeled and finely chopped
2 hard-boiled eggs, peeled and
   diced
1 cup frozen peas and carrots,
   thawed
1 Tbsp. extra-virgin olive oil
1–2 tsp. cider vinegar
1 medium apple, peeled and diced
4 Tbsp. low-fat mayonnaise
3–4 Spanish-style pimiento strips (optional)

Method
1. Combine all ingredients and mix well.
2. Decorate with pimiento strips, if desired. Serve immediately or chill before serving.

3 oz. dried skinless roasted chicken mixed with
   1/2 cup cooked pigeon peas
   1/3 cup cooked white rice
   1 Tbsp. unsweetened dried coconut
   1/4 cup chopped onion
   1/4 tsp. Tabasco sauce
1 cup chayote squash
1/4 grapefruit topped with
1/2 cup papaya and
2 Tbsp. avocado

63g carb

56g carb

Hot Chocolate:
   1 cup fat-free milk heated with
   1 Tbsp. semisweet chocolate chips
   2 drops almond extract
   1/4 tsp. cinnamon
2 6-inch flour tortillas
1 Tbsp. reduced-fat margarine

66g carb

1 6-inch flour tortilla
   filled with:
   1 oz. skinless roasted
     chicken
   1/4 cup cooked corn
   1/4 cup FRESH SALSA

1/4 cup cooked pinto beans
1/2 oz. shredded cheddar cheese
2 Tbsp. sour cream
1/2 cup cooked carrots
1/2 small mango

FRESH SALSA

Yield: 14 servings/Serving size: 1/4 cup

Ingredients
3 large tomatoes, peeled and diced
1/2 cup finely chopped white onion
1/2 jalapeño pepper, seeded,
   deveined, and chopped
1 Anaheim pepper, seeded, deveined,
   and chopped
1/2 red bell pepper, chopped
2 Tbsp. chopped cilantro
1/2 tsp. salt

Fresh juice from 1/2 lime
1 tsp. white wine vinegar
1 Tbsp. water or tomato juice

Method
Combine all ingredients, mix well, and let stand for 30 minutes. Serve with everything.

64g carb

1 serving CHICKEN
   BREAST WITH
   CHIPOTLES
2/3 cup cooked white rice
1/2 cup cooked carrots

1/2 cup cooked broccoli
1/2 cup cooked green beans
1/2 Tbsp. reduced-fat margarine
1-1/4 cups watermelon

CHICKEN BREAST WITH CHIPOTLES

Yield: 4 servings/Serving size: 1 breast half

Ingredients
1 Tbsp. prepared mustard
1/4 tsp. salt
1/4 tsp. black pepper
4 4-oz. boneless, skinless chicken
   breast halves
1 Tbsp. olive oil, divided
1 cup sliced mushrooms
1/2 cup half-and-half
3/4 cup low-fat, low-sodium
   chicken broth

2–3 chopped, seeded chipotle chilies or to taste
2 garlic cloves, minced

Method
1. Mix mustard, salt, and pepper and spread over chicken breasts. Refrigerate chicken for at least 1 hour.

(continued on page 98)

52g carb

1/2 cup cooked Cream of Wheat
1 oz. bolillo (1/4 Mexican roll)
1 Tbsp. reduced-fat margarine
1 cup fat-free milk
1/2 cup calcium-fortified orange juice

57g carb

1 serving WHITE BEANS WITH CHORIZO
1 oz. Mexican cheese melted in
1 corn tortilla
2 cups mixed green salad
2 Tbsp. reduced-fat Italian salad dressing
3/4 cup fresh pineapple

WHITE BEANS WITH CHORIZO

Yield: 5 servings/Serving size: 1/2 cup

Ingredients
1 tsp. olive oil
2 oz. raw chorizo, cubed
1/4 cup chopped onion
3 garlic cloves, minced
1 cup diced fresh tomato
1/2 tsp. paprika
1/8 tsp. cumin
1/8 tsp. black pepper or to taste
2 cups cooked white beans, or canned
   (rinsed and drained)

Method
1. Heat oil in a large skillet over medium-high heat and sauté the sausage, onion, garlic, and tomato until sausage is done, about 8 minutes.
2. Add remaining ingredients and cook over medium heat until thickened, 15–20 minutes.

65g carb

4 oz. grilled tuna
1/2 cup cooked plantain
1/3 cup cooked white rice
1 cup cooked green beans topped with
6 dry-roasted sliced almonds and
1 Tbsp. reduced-fat margarine
1 serving Fresh Fruit Cocktail (see Dinner 7)

50g carb

1/2 cup cooked oatmeal
1 slice whole-wheat toast
1 tsp. margarine
1 cup fat-free milk
1/2 cup calcium-fortified orange juice

61g carb

1 6-inch flour tortilla filled with:
    1 scrambled egg
    1 oz. cooked crumbled chorizo
    1/4 cup salsa
1/3 cup cooked white rice
1 cup raw julienned jicama tossed with
1 tsp. lemon juice and
1 tsp. olive oil
1-1/4 cups watermelon

61g carb

1 serving MEATBALLS PUEBLA STYLE
1 6-inch flour tortilla
1 cup mixed green salad
2 Tbsp. reduced-fat Italian salad dressing
1 serving Fresh Fruit Cocktail (see Dinner 7) topped with
1/2 Tbsp. unsweetened dried coconut

MEATBALLS PUEBLA STYLE

Yield: 4 servings/Serving size: 3 meatballs

Meatballs
1 lb. lean ground beef (96% fat-free)
1/2 cup cooked rice
1 small onion, finely chopped
2 garlic cloves, minced
1 egg, lightly beaten
1/4 cup bread crumbs
1/4 tsp. dried mint or 1 tsp. chopped fresh mint
1 Tbsp. chopped fresh cilantro, leaves only
1/4 tsp. black pepper
1/2 cup low-fat beef broth

Sauce
1-1/2 cups tomato sauce
1-1/2 cups water
1–2 chipotle chilies, put through the blender with 2 Tbsp. water

(continued on page 98)

58g carb

3/4 cup Wheaties
1 cup fat-free milk
1 oz. bolillo (1/4 Mexican roll)
1 Tbsp. reduced-fat margarine
1/2 cup calcium-fortified orange juice

58g carb

2 oz. broiled or baked salmon
1/3 cup cooked white rice
1 6-inch flour tortilla
1/2 cup cooked carrots
1/2 cup cooked broccoli
1 tsp. olive oil
3/4 cup guava

70g carb

3 oz. broiled beef tenderloin
Vegetable Medley: mix
  together
    1/8 cup steamed sliced red
     bell pepper
    1/8 cup steamed sliced
     green bell pepper

1/4 cup steamed sliced onion
1/4 cup steamed frozen corn
1 tsp. olive oil
1 Tbsp. vinegar
1 cup sliced tomato and
2 Tbsp. avocado on
2 lettuce leaves
1 serving SPICY RICE PUDDING

SPICY RICE PUDDING

Yield: 8 servings/Serving size: 1/8 recipe

Ingredients

2–4 cups water (depending on
  preferred consistency)
1/2 tsp. salt
2 cinnamon sticks, cut into 3–4 pieces
1/2 tsp. anise seeds
4 whole cloves
1-inch piece fresh ginger, grated

1 cup uncooked short grain rice
2 cups fat-free milk
1/2 cup sugar
1/2 cup raisins
Ground cinnamon

(continued on page 98)

49g carb

1/2 cup cooked oatmeal
1 6-inch flour tortilla stuffed with
   1 scrambled egg
   1/4 cup salsa
   2 Tbsp. avocado
1/2 grapefruit

59g carb

Chicken Okra Couscous Salad (serve cold or warm):
   2 oz. chopped chicken
   1/2 cup cooked okra
   2/3 cup cooked couscous
   1/2 cup sliced tomato
   1/4 cup chopped onion
   1/4 cup sliced green bell pepper
   Lemon juice or flavored vinegar (for dressing)
   Dash turmeric (for color)
   10 chopped dry-roasted unsalted peanuts (for garnish)
1/2 small mango

59g carb

3 oz. pork tenderloin cooked in
1 tsp. canola oil
1 cup steamed mixed vegetables (no corn, peas, or pasta)
2 6-inch flour tortillas
1 Tbsp. unsalted cashews
1 serving BAKED PAPAYA

BAKED PAPAYA

Yield: 4 servings/Serving size: 1 slice

Ingredients
1 medium peeled, sliced papaya
1/2 cup orange, apple, or lime juice
Ground cinnamon
1 cup reduced-fat vanilla ice cream

Method
1. Heat oven to 350°F. Place papaya slices on a nonstick baking sheet.
2. Sprinkle with juice and cinnamon and bake for 15 minutes.
3. Top each slice with 1/4 cup ice cream and serve.

54g carb

1 cup cooked oatmeal topped with
6 slivered dry-roasted almonds
Café con Leche:
    1 cup brewed coffee
    1/3 cup fat-free milk
    Sugar substitute as desired
2/3 cup fat-free milk (for cereal)
1 sliced orange

65g carb

Chicken Soup:
    1-1/2 cups fat-free low-sodium chicken broth
    2 oz. cooked skinless chicken
    1/2 cup cooked corn
    1/2 cup cooked pinto beans
1 cup tossed salad
1/2 cup sliced tomato
1/2 cup sliced cucumber
2 Tbsp. avocado
1/2 Tbsp. lemon juice
1 apple

62g carb

3 oz. shredded lean beef
2 6-inch flour tortillas
Zucchini and Green Bean Salad:
    1/2 cup cooked green beans
    1/2 cup cooked zucchini
    2 Tbsp. cubed avocado
    1/2 chopped apple
    1/3 cup fat-free artificially sweetened fruit-flavored yogurt
    1 Tbsp. toasted pumpkin seeds

Mix vegetables, fruit, and yogurt together, then top with pumpkin seeds.

77g carb

1 cup All-Bran cereal
1 small sliced banana
6 slivered dry-roasted almonds
1 cup fat-free milk

47g carb

1 cup canned chicken noodle soup (not creamy)
1 serving TENDER CHAYOTES
2 oz. Monterey Jack cheese melted in
1 6-inch flour tortilla
1-1/4 cups watermelon

TENDER CHAYOTES

Yield: 6 servings/Serving size: 2 slices

Ingredients
3 chayote squash, seeds and center
    core removed, sliced into quarters,
    lengthwise
1/4 tsp. salt
1 tsp. sugar
2 Tbsp. vinegar, white or cider
2 Tbsp. extra-virgin olive oil
1 Tbsp. finely chopped white onion
1/4 tsp. black pepper
1 bell pepper, roasted, peeled,
    and diced

Method
1. Bring water to a boil in a medium saucepan, then
   add chayotes, salt, and sugar. Cook until soft,
   about 20–25 minutes. Drain.
2. Meanwhile, combine remaining ingredients
   except half the bell pepper. Pour over the chayote.
   Let rest 30 minutes to allow flavors to blend.
   Garnish with remaining bell pepper and serve.

57g carb

1 serving STUFFED PEPPERS
1/3 cup cooked rice
1/2 cup corn

1 Tbsp. reduced-fat margarine
3/4 cup fresh pineapple

STUFFED PEPPERS

Yield: 4 servings/Serving size: 1 pepper

Ingredients
1 Tbsp. canola oil
2 Tbsp. sofrito (see recipe, page 95)
1 lb. lean ground beef
1/4 cup tomato sauce
1 Tbsp. tomato paste
4 medium green or red bell peppers
1/4 cup water
1/2 cup shredded low-fat cheese
    (mozzarella, muenster, Jack,
    asadero, or cheddar)

Method
1. Heat oil in a medium skillet over medium-high
   heat. Add sofrito and sauté 3–4 minutes. Add
   meat and brown 5–6 minutes. Stir in tomato sauce
   and paste. Reduce heat, cover, and cook for 10
   minutes.
2. Meanwhile, wash peppers. With a small knife,
   carefully cut a small circle around the stem area.
   Lift the stem and seeds out. Rinse peppers to
   remove any remaining seeds.

(continued on page 98)

56g carb

3/4 cup corn flakes
1 slice whole-wheat toast
1 tsp. margarine
1 cup fat-free milk
1/2 grapefruit

57g carb

2 oz. steamed scallops
1/2 cup cooked carrots
1/2 cup cooked turnips
1 serving POTATOES WITH PEANUT SAUCE
1 apple

POTATOES WITH PEANUT SAUCE

Yield: 4 servings/Serving size: 1/4 recipe

Ingredients

1/2 cup roasted shelled peanuts
1/2 cup fat-free milk
1 tsp. annatto oil
1/4 cup finely chopped white or yellow onion
1 garlic clove, minced
1 Tbsp. finely chopped red bell pepper
1/2 cup low-fat, low-sodium chicken broth, homemade or canned
1/4 tsp. salt

1/4 tsp. ground white pepper
1 lb. red potatoes, peeled, sliced or cubed, and cooked
Lettuce leaves
1 tsp. chopped fresh cilantro, or to taste
5 tsp. chopped peanuts

Method

1. In a blender or food processor, blend peanuts and milk until smooth.

(continued on page 96)

69g carb

Shrimp with Vegetables:
  1/4 cup lite coconut milk
  1 Tbsp. crunchy peanut butter
  3 oz. cooked shrimp
  1/4 cup cooked sliced onions
  1/4 cup cooked sliced bell pepper
  1/2 cup canned diced tomatoes seasoned with chili peppers
  1/2 cup cooked okra
  2 Tbsp. chopped cilantro
  5 crushed dry-roasted unsalted peanuts
2/3 cup cooked rice
3/4 cup fresh pineapple

Make a paste with coconut milk and peanut butter, then add to shrimp, vegetasbles, and cilantro and toss. Serve over rice and top with crushed peanuts.

64g carb

1 serving Spicy Rice Pudding (see Dinner 16) topped with
1/8 cup granola
1 cup fat-free milk

64g carb

1 6-inch flour tortilla filled with
1/2 cup cooked mashed pinto beans and
1 oz. shredded 4-cheese blend
1 cup cooked nopales
1/2 cup lettuce
1/2 cup sliced cucumber
2 Tbsp. avocado
1 Tbsp. lemon juice
1 orange

69g carb

Menudo Soup:
   1-1/2 cups fat-free low-
      sodium chicken broth
   2 oz. cooked tripe
   2/3 cup canned hominy,
      drained
   1 tsp. canola oil
   1 tsp. chili powder
   1/4 cup shredded lettuce

   1/4 cup chopped tomato
1 cup BEET SALAD
1 oz. 4-cheese blend melted in
1 6-inch flour tortilla
1/4 small sliced mango
1/2 cup sliced papaya

Heat broth, tripe, hominy, oil, and chili powder.
Top with lettuce and tomato.

**BEET
SALAD**

Yield: 6 servings/Serving size: 1/2 cup

Ingredients
1 cup canned beets, rinsed, drained,
   and cubed
2 medium carrots, grated
1 medium tomato, peeled and diced
1/2 cup finely chopped celery
1/4 cup finely chopped cilantro

2 Tbsp. lime juice
1/4 tsp. salt
1/2 garlic clove, minced (optional)

Method
Mix all ingredients and toss well.

22

62g carb

1-1/2 cups Cheerios topped with
1 Tbsp. chopped brazil nuts
1 cup fat-free milk
1 orange

22

58g carb

2 oz. shredded deli roast beef mixed with
1/4 cup cooked pinto beans and
1/4 cup chopped tomato, served over
1 serving COLORFUL RICE
1 cup mixed salad
1/4 cup chopped cucumber
2 Tbsp. low-fat Italian salad dressing
1 small banana

COLORFUL RICE

Yield: 8 servings/Serving size: 1/2 cup

Ingredients

1 Tbsp. canola oil
1/4 cup finely chopped onion
1 garlic clove, minced
1 cup long-grain rice
1/4 cup finely diced carrots
1/4 cup finely chopped green or red
  bell pepper

1/4 cup frozen corn
1/4 cup fresh or frozen peas
2 cups low-fat, low-sodium chicken broth
1/4 tsp. salt
1/8 tsp. black pepper

(continued on page 96)

22

75g carb

1 serving VEGETABLE PAELLA mixed with
12 oz. lite extra-firm tofu, cubed or 4 oz. cooked shrimp
1 Tbsp. crushed unsalted cashews (sprinkle over paella)
1 tsp. canola oil mixed with
1 Tbsp. lemon juice, drizzled over
1 cup sliced jicama
1/6 sliced sapote fruit

VEGETABLE PAELLA

Yield: 5 servings/Serving size: 1 cup

Ingredients

1 Tbsp. olive oil
1 medium green bell pepper, cut in
  4 pieces
1/2 cup fresh green beans, cut in
  1/2-inch pieces (or use frozen)
1 medium tomato, peeled and diced
1 cup short-grain rice
6 garlic cloves, crushed

1/2 tsp. chopped fresh parsley
1/4 tsp. annatto (achiote) powder
1/2 tsp. salt
2 cups water
1/2 cup canned lima beans, rinsed and drained
1/2 cup canned artichoke hearts, drained and
  chopped

(continued on page 98)

51g carb

1/3 cup cooked rice mixed with
1/2 cup black beans
6 mixed nuts
1 serving PAPAYA SHAKE

PAPAYA SHAKE

Yield: 6 servings/Serving size: 1 cup

Ingredients
1 cup ripe papaya, cut into chunks
4 cups fat-free milk
2 Tbsp. sugar
1/4 tsp. lime juice
1/2 tsp. vanilla extract
1 cup crushed ice

Method
Blend all ingredients until smooth and creamy.

55g carb

1 serving QUICK GALICIAN STEW
1 cup lettuce
1/2 cup diced tomatoes
1/2 cup diced cucumber
2 Tbsp. diced avocado
1/6 sliced sapote fruit

QUICK GALICIAN STEW

Yield: 10 servings/Serving size: 1 cup

Ingredients
1/2 tsp. canola oil
1 medium onion, peeled and chopped
2 garlic cloves, minced
4 oz. chorizo, cubed
4 oz. low-fat ham, cubed
1/2 lb. boneless, skinless chicken breast, cubed
1/2 lb. beef stew meat, cubed
6 cups water
1/4 cup chopped celery

1 lb. potatoes, peeled and cubed
2 15-oz. cans white navy beans with liquid
1/2 lb. cabbage, cut into chunks
1/4 tsp. black pepper

Method
1. Heat oil in large stockpot and brown onion, garlic, and meats for 8–10 minutes, stirring frequently.
2. Add remaining ingredients and bring to a boil. Cover, reduce heat, and simmer 30 minutes.

57g carb

4 oz. snapper brushed with
1 tsp. canola oil and topped with
10 crushed dry-roasted peanuts (then grill fish)
1/2 cup corn mixed with
1/3 cup diced cooked cassava (yucca) and
1 cup chayote squash
1/4 cherimoya

59g carb

2 oz. bolillo (1/2 Mexican roll)
1 Tbsp. reduced-fat margarine
1 cup fat-free milk blended with
1 small banana

59g carb

1 serving COASTAL SANCOCHO
1 oz. 4-cheese blend
2 Tbsp. avocado
1/2 cup Pickled Vegetables (see Lunch 4)
1/2 pear

COASTAL SANCOCHO

Yield: 8 servings/Serving size: 1 cup

Ingredients

1 Tbsp. olive oil
1/2 onion, peeled and finely chopped
1 garlic clove, minced
1/4 cup finely chopped sweet or hot
   red pepper
1 Tbsp. chopped cilantro
2 cups clam juice
4 cups water
1 lb. cassava (yucca), peeled and cut
   into 4 pieces
1 Tbsp. fat-free milk

2 medium potatoes, peeled and cut into chunks
2 medium carrots, cubed
1/2 ripe plantain, cut into 1-inch pieces
1/2 lb. firm-fleshed white fish (halibut, sea bass, or
   cod), cut into bite-sized pieces
1/2 lb. filet of sole, cut into bite-sized pieces
1/2 tsp. fresh lime juice
1/2 cup fresh or frozen peas
1/2 cup finely chopped cabbage
1/2 cup chopped white onion
1/2 cup chopped cilantro

(continued on page 97)

59g carb

3 oz. lean beef tenderloin
1/2 cup black beans
1/3 cup cooked rice
1 cup shredded kale fried in
1 tsp. canola oil, garlic, and lime juice, topped with
1 Tbsp. brazil nuts
1 sliced orange

60g carb

2/3 cup fat-free artificially sweetened vanilla-flavored yogurt mixed with
1/2 small sliced mango
2 slices whole-wheat toast
1 Tbsp. reduced-fat margarine

57g carb

1 serving AJIACO
1/2 cup raw carrots mixed with
1/2 cup cooked nopales
4 multigrain crackers
1 Tbsp. reduced-fat margarine

AJIACO

Yield: 9 servings/Serving size: 1 cup

Ingredients

2 Tbsp. canola oil, divided
1-1/2 lb. beef stew meat
4 cups low-fat, low-sodium beef broth
2 cups water
8 medium potatoes, each peeled and quartered
1 large onion, peeled and cut into thin vertical slices
2 large carrots, julienned

1 cup chard, washed and chopped
1–2 garlic cloves, minced
1/2 tsp. oregano
1 tsp. salt
1/4 tsp. black pepper
1/2 cup chopped celery
1 Tbsp. chopped parsley
Hot pepper sauce to taste
2 hard-boiled eggs, sliced

(continued on page 97)

61g carb

3 oz. roasted shredded pork
1/2 cup cooked breadfruit topped with
1 Tbsp. reduced-fat margarine and
6 slivered dry-roasted almonds
1 serving CAULIFLOWER SALAD
1/2 Ugli fruit

CAULI-FLOWER SALAD

Yield: 12 servings/Serving size: 1/2 cup

Ingredients

1 medium cauliflower, cut into florets
1/2 cup green beans, fresh (cut in 1-inch pieces), frozen, or canned (rinsed and drained)
1/2 cup low-fat mayonnaise, sour cream, or plain yogurt
2 medium tomatoes, peeled, diced, and drained

1/4 cup grated carrot
1/4 cup finely chopped red onion
1/4 cup chopped red or green bell pepper
1/8–1/4 tsp. chili powder
2 Tbsp. chopped cilantro
1 garlic clove, minced
1/4 tsp. salt
1/4 tsp. black pepper
1 tsp. fresh lime juice
1 cup shredded lettuce

(continued on page 98)

54g carb

2 oz. bolillo (1/2 Mexican roll)
1 Tbsp. reduced-fat margarine
1 cup fat-free milk
1/2 cup calcium-fortified orange juice

65g carb

Aztec Stew:
    1 cup fat-free low-sodium chicken broth
    2 oz. cooked cubed pork
    2/3 cup white hominy, drained
    1/2 cup chopped onions
    1 Tbsp. chopped hot green chili pepper
    1/2 cup shredded cabbage
    1/8 cup sliced radishes
    1 Tbsp. lime juice
    10 chopped dry-roasted unsalted peanuts
1/2 small mango

Heat broth, pork, hominy, onion, and chili. Garnish with cabbage and radishes. Sprinkle with lime juice and peanuts.

65g carb

1 oz. cooked chorizo
1/2 cup black beans
1/3 cup cooked rice
1 oz. 4-cheese blend
1 cup cooked nopales and
1/2 cup canned stewed tomatoes dressed with
1 tsp. canola oil
1 orange

64g carb

1/2 cup shredded wheat
1 slice whole-wheat toast
1 tsp. margarine
1 cup fat-free milk
2 medium figs

59g carb

Fish Soup:
    1-1/2 cups fat-free low-sodium chicken broth
    3 oz. cooked fish
    1/2 medium boiled potato
    1/4 cup cooked carrots
1/2 cup canned diced tomatoes seasoned with chili peppers
1 tsp. olive oil
1 6-inch flour tortilla
1 apple

Heat soup ingredients together.

68g carb

6 oz. baked potato topped with:
    1 oz. cooked crumbled chorizo
    1 oz. shredded low-fat cheddar cheese
    2 Tbsp. chopped green onion
    1/4 cup salsa
    1 Tbsp. chopped brazil nuts
1 serving SWEET PEPPER, ONION, AND TOMATO SALAD
1 cup papaya

SWEET PEPPER, ONION, AND TOMATO SALAD

Yield: 6 servings/Serving size: 1/6 recipe

Ingredients

1/2 cup cider vinegar
2 tsp. fresh lime juice
1 Tbsp. extra-virgin olive oil
3 Tbsp. chopped cilantro
1 garlic clove, sliced
1 tsp. sugar
1/4 tsp. salt

1/2 tsp. black pepper
1 Tbsp. ketchup
1 tsp. Worcestershire sauce
1 large bell pepper, any color, cut into thin rings
1 large onion, sliced into thin rings
2 large tomatoes, peeled, cut into 8 wedges

(continued on page 98)

56g carb

1 serving Papaya Shake (see Breakfast 23)
1/2 cup mashed pinto beans heated with
1 tsp. canola oil
1 6-inch flour tortilla
1/4 cup salsa

60g carb

1/4 cup egg substitute scrambled with
1 oz. cooked chorizo
2 6-inch flour tortillas
3 Tbsp. reduced-fat sour cream
1/4 cup salsa
1 serving CARROT AND CABBAGE SALAD
1/4 cup passion fruit

CARROT AND CABBAGE SALAD

Yield: 4 servings/Serving size: 1/2 cup

Ingredients
2 cups shredded cabbage
1 small carrot, grated
3 Tbsp. fresh lime juice or 1/4 cup
   vinegar, any type
1/2 tsp. sugar
1/4 tsp. salt
1/2 tsp. black pepper

1 Tbsp. chopped cilantro
1–3 Tbsp. chopped jalapeño or serrano peppers
   (optional)

Method
Mix all ingredients and toss well.

68g carb

4 oz. grilled fish
2 6-inch flour tortillas
2 cups raw tomato
4 Tbsp. avocado
1 serving FRUIT COMPOTE

FRUIT COMPOTE

Yield: 10 servings/Serving size: 1/2 cup

Ingredients
3/4 cup water
1 cup apple chunks
1 cup pear chunks
1 cup pineapple chunks
1 cup mango chunks
1/4 cup sugar

To flavor the fruit, use one or more of
the following ingredients (recipe
analysis includes vanilla only):
   1/2 tsp. vanilla extract

1/2 cinnamon stick
1 Tbsp. lemon juice
1 Tbsp. lemon zest

Method
1. Bring the water to boil. Stir in all ingredients and
   fruit flavoring of choice. Cook over medium heat
   for 10–15 minutes. Remove the fruit from the
   syrup and allow both to cool down.
2. To serve, place fruit into dessert dishes and pour
   syrup on top.

RECIPES continued

Breakfast 7 (Continued)
Method
1. Combine all ingredients except bread in a large bowl, then add bread. Mix well and let sit for 10–15 minutes.
2. Heat oven to 325°F. If you want a pudding with a uniform texture, blend mixture in a blender or food processor. If mixture is still too dry, add a little more water.
3. Pour into a 13 x 9 x 2-inch nonstick baking dish. Bake 60–75 minutes or until a knife inserted in the center comes out clean. Serve hot or cold.

Lunch 1 (Continued)
2. Heat canola oil in large stockpot. Add annetto and stir until oil turns bright orange. Sauté sofrito and peppers for 2–3 minutes. Add chicken and sauté 5–6 minutes. Add tomato sauce, reduce heat, cover, and cook for 10–15 minutes. Stir several times.
3. Add chicken broth and water and bring to a boil. Reduce heat, add rice, cover, and cook 15 minutes. Add peas, cover, and cook 5 more minutes. Garnish with pimiento, if using.

SOFRITO
Yield: 32 servings/Serving size: 1 Tbsp.

Ingredients
1 small peeled onion
1/2 medium red bell pepper, seeds removed
1/2 medium green bell pepper, seeds removed
1 tomato, seeded
1/2 Caribbean culantro leaf
1 Tbsp fresh cilantro

Method
Blend all ingredients until mixture is soft, then store in refrigerator.

Dinner 2 (Continued)
2. Add chili powder, cumin, and cilantro and sauté 1–2 minutes.
3. Add beans, chicken broth, and salt and cook 3–5 minutes.
4. Mash beans with a fork or potato masher. Reduce heat to low and cook for 10–15 minutes, stirring several times, until beans are thick. Garnish with cilantro and onions, if desired.

Dinner 4 (Continued)
Method
1. Heat the oil over medium-high heat in a large stockpot and sauté the meat, onion, garlic, and bell pepper until meat is browned, about 8–10 minutes. Stir frequently.
2. Add remaining ingredients and bring to a boil. Cover, reduce heat, and simmer 2–3 hours. Remove whole cloves and peppercorns before serving.

Breakfast 8 (Continued)
Method
1. Melt the margarine in a medium skillet over medium heat. Stir in the oats, sugar, and cinnamon and brown, stirring constantly, for 8–10 minutes. Remove from heat and cool.
2. Mix the fruit and yogurt in a medium bowl. Top with 1 Tbsp. toasted oats to serve.

Breakfast 9 (Continued)
3. In a large bowl, mix corn dough, egg, and margarine. Add dry ingredients and stir until all ingredients are moistened. If the dough is too stiff, add 1–2 Tbsp. fat-free milk.
4. Spray a round 8-1/2 x 2-inch baking dish with nonstick cooking spray and pour dough into pan. Bake for 30–35 minutes or until a knife inserted in the center comes out clean.

Lunch 3 (Continued)
Method
Combine all ingredients in a blender or food processor. Blend until the sauce is smooth.

Lunch 4 (Continued)
Method
1. Bring pickling liquid to a boil and boil for 5 minutes, then turn off heat and allow liquid to cool.
2. Meanwhile, blanch the carrots, cauliflower, green beans, and peas in boiling water for 2–3 minutes.
3. If you use jalapeño peppers, cut and remove the seeds and the white vein. Cut into strips. This ingredient really spices up the vegetables!
4. Drain vegetables and place in a glass bowl or container. Add pickling liquid, cabbage, onion, and peppers. Cover and refrigerate at least 3 days before using. Stir occasionally.

Dinner 5 (Continued)
3. In a blender or food processor, pureé tomatoes, onion, garlic, and cilantro.
4. In a large stockpot, bring tomato mixture and broth to boil. Cover, reduce heat, and simmer 15–20 minutes. Stir once or twice. Add epazote and cook for 5 minutes.
5. Stir in chili powder before serving. Add tortilla strips now or as soup is eaten. Garnish each serving with 1 Tbsp. cheese.

Breakfast 10 (Continued)
Method
1. Carefully remove corn husks from fresh corn. Clean and set aside until needed. If you use frozen corn, use dried corn husks that have been soaked for several hours or overnight. Remove husks from water, drain, and dry with a clean paper towel.
2. Remove the corn from the cob. Set aside the cobs. In a blender or food processor, blend the corn until it forms a soft dough. Add milk if needed to process the mixture.
3. Heat oil and margarine in a medium skillet over medium heat. Sauté onion and garlic for 2 minutes. Add corn and stir. Pour into large bowl.
4. In a small bowl, mix together cheese, salt, and

baking powder. Stir into corn mixture. Add egg and beat until dough is smooth and of uniform consistency. The dough should be slightly soft. If needed, adjust consistency with fat-free milk.
5. Place 2 corn husks in opposite directions, the wide part of one on top of the other, creating a rectangular zone in the center. In this area, place 2 Tbsp. corn mixture. Carefully fold 1 husk toward the center, then the other. Repeat. The husks should cover the mixture completely, including the sides. Tie packets with strips of corn husks or with string, if necessary.
6. Steam 45 minutes in a bamboo steamer over boiling water, or place corn cobs on the bottom of a large pot. Add 2–3 inches of water, bring to a gentle boil, and place packets on the cobs sealed side down. Cover and steam 45 minutes.
7. Unwrap and serve with soup or meat.

Lunch 5 (Continued)
Method
1. Heat oven to 350°F. Heat oil in a medium skillet over medium high heat and sauté onion and garlic for about 3–4 minutes. Do not allow the garlic to brown.
2. Add tomatoes, cinnamon, and cloves. Cook on low heat for 3 minutes. Add the jalapeño, capers, and olives and continue cooking for another 2 minutes.
3. Place fish in a 13 x 9 x 2-inch baking dish that has been coated with nonstick cooking spray and cover with the sauce. Bake for 25–30 minutes or until fish flakes easily with a fork.

Lunch 20 (Continued)
2. Heat oil in a nonstick skillet over medium-high heat. Sauté onion, garlic, and peppers for 1–2 minutes. Stir in chicken broth, peanut sauce, salt, and pepper.
3. Cook over medium-low heat until sauce thickens, about 8–10 minutes. Add the potatoes and toss gently.
4. Serve over lettuce leaves. Sprinkle each serving with cilantro and chopped peanuts.

Lunch 22 (Continued)
Method
1. Heat oil in medium saucepan over medium heat. Sauté onion, garlic, and rice for 4–5 minutes, stirring constantly.
2. Add remaining ingredients and bring to a boil. Reduce heat to low, cover, and simmer 20 minutes or until rice is tender.

Dinner 6 (Continued)
Method
1. Heat oil in nonstick skillet over medium-high heat. Sauté all ingredients except the meat, cornstarch, broth, egg, and dough for 10 minutes.
2. Add the meat and cook for 15 minutes, stirring frequently. Dissolve the cornstarch in the broth. Add to skillet and reduce heat to low. Cook until almost all of the liquid has evaporated. Refrigerate filling overnight.
3. Heat the oven to 400°F. Place 2 Tbsp. filling in center of each dough circle. Put a little egg in each turnover. Moisten edges with water and seal with a fork.
4. Bake on a baking sheet that has been coated with nonstick cooking spray for 15 minutes or until golden brown.

LOW-FAT EMPANADA DOUGH
Yield: 12 servings/Serving size: 1 empanada

Ingredients
1 cup all-purpose flour
1 cup masa harina (corn flour)
1/2 tsp. salt
6 Tbsp. margarine, cut into 6 pieces
1/2 cup ice water or as needed
1 egg, beaten

Method
1. In the bowl of a food processor, using the metal blade, blend flour, masa harina, and salt. Add margarine and process 5 to 10 seconds until mixture has the consistency of coarse meal.
2. With processor running, add 1/2 cup water. Stop processor as soon as dough begins to form a ball. Add additional water by the tablespoon, if needed.

Lunch 24 (Continued)
Method
1. Heat oil in large stockpot and sauté onion, garlic, peppers, and cilantro for 3–4 minutes. Add clam juice and water and bring to a boil.
2. Add cassava and milk, cover, and simmer for 20 minutes.
3. Add potatoes, carrots, plantain, fish, and lime juice and simmer for 15 minutes. Add peas and cabbage and simmer 5 minutes.
4. Combine onion and cilantro in small bowl. Garnish each soup serving with 1 Tbsp. mixture.

Dinner 6 (Continued)
3. Remove from bowl; form a pliable ball. Use the dough immediately or wrap in plastic and refrigerate for several hours or overnight.
4. Heat oven to 400°F. Remove dough from refrigerator and divide in half, keeping remaining half covered. Roll each half into a log shape about 1-1/2 inches in diameter. Cut each log into 6 equal pieces. Roll out each piece on lightly floured surface into a circle about 5 inches in diameter.
5. Spoon 2 Tbsp. filling onto the center of the circle. Moisten the edges of the dough with water and bring them together, forming the turnover. Seal edges with the tines of a fork.
6. Place empanadas on a cookie sheet that has been sprayed with nonstick cooking spray or covered with parchment paper. Brush tops with egg and bake for 15 to 20 minutes.

Dinner 11 (Continued)
2 hard-boiled eggs, sliced into 6ths
1 Tbsp. sugar (optional)

Meat Filling
1. Heat oil in a medium skillet over medium heat. Sauté onion and garlic for 2 minutes. Stir in seasonings and raisins. Add meat and cook for 4–5 minutes.
2. Drain fat, then add broth. Cover, reduce heat, and simmer 10–15 minutes. You can cook this filling in advance and refrigerate it.

Corn Dough
1. Cut corn kernels from cobs and finely chop the kernels. Grate cobs to capture remaining kernels, then add basil, if using.
2. Heat oil in medium skillet over low heat. Add corn and salt and cook until corn bubbles and thickens, about 10–15 minutes.
3. If corn dough is too runny, add masa harina. If corn dough is too thick, add milk.

Lunch 25 (Continued)
Method
1. Heat 1 Tbsp. oil in large stockpot and brown meat 4–5 minutes. Add broth and water and bring to a boil. Cover, reduce heat, and simmer 30 minutes.
2. Heat remaining 1 Tbsp. oil in small skillet and brown onion. Add to stockpot, along with remaining ingredients except hot sauce and egg. Simmer for 20 minutes.
3. Season with hot sauce and place egg slice in each bowl before serving.

Corn Pie
1. Heat oven to 375°F. Spray a loaf pan with nonstick cooking spray. Spread half the corn dough in the bottom of the pan, spread the filling on top, then cover with remaining corn dough. Top with egg slices and sprinkle with sugar, if using.
2. Bake until sugar melts and forms a golden crust on the pie, 30–45 minutes. If you are not using sugar, bake until pie is golden brown, about 1 hour.

HABANERO PASTE
Yield: 48 servings/Serving size 1/2 tsp.

Ingredients
1/2 cup water
3 Habanero peppers
1 clove garlic, peeled
1/3 cup olive oil

Method
1. Bring water to a boil, then remove from heat.
2. Use a teaspoon to carefully remove seeds and white vein from peppers. If your hands are sensitive to peppers, wear gloves.
3. Soak peppers in hot water for at least 5 minutes. This will help reduce the pepper heat. Drain.
4. In a blender or food processor, blend all ingredients until a soft paste forms.
5. Use small amounts or to taste as directed in different recipes, or add to fresh salsa.

DINNER

Dinner 13 (Continued)

2. Heat 1/2 Tbsp. oil in a large skillet over medium high heat and sauté mushrooms for 4–5 minutes, stirring constantly. Remove mushrooms from skillet and keep warm. Heat remaining 1/2 Tbsp. oil, add chicken, and brown for 15–20 minutes, turning once.
3. Meanwhile, combine half-and-half and broth in small saucepan over medium-low heat. Add chiles and garlic and bring to a simmer. Cook for 10 minutes or until mixture thickens slightly, stirring constantly. Place mixture in blender and blend until smooth.
4. Place chicken on a serving platter, pour sauce over chicken, top with mushrooms, and serve.

Dinner 15 (Continued)

1 tsp. cinnamon
1 tsp. cumin
1/8 tsp. cloves
1/4 tsp. black pepper

Method

1. Heat oven to 350°F. In a large bowl, combine all meatball ingredients except beef broth and mix well. Shape into 12 meatballs. Place meatballs in baking dish and bake for 15 minutes.
2. Combine all sauce ingredients in a medium saucepan and bring to a boil. Lower heat and simmer for 15 minutes.
3. Pour beef broth over meatballs and turn. Bake 10 more minutes. Remove meatballs from oven and drain on paper towels.
4. Add meatballs to simmering chipotle sauce, cover and cook 15 more minutes.

Dinner 16 (Continued)
Method

1. Bring the water, salt, cinnamon sticks, anise seeds, cloves, and ginger to a boil and boil 2–3 minutes. Strain and discard spices.
2. Add milk and rice to water and return to a boil over medium heat.
3. Reduce heat, cover, and cook until rice absorbs most of the liquid, about 15–20 minutes.
4. Add the sugar and raisins and mix well. Continue cooking at low heat, stirring occasionally. When pudding is thick, sprinkle with ground cinnamon. Serve warm or cold.

Dinner 19 (Continued)

3. Place peppers in a 3-inch-deep microwave-safe dish next to each other so they support each other standing.
4. Add water and cover with microwave-proof plastic wrap. Cook at high power for 2–3 minutes or until the peppers are slightly soft. Remove from the microwave and drain. Careful—the peppers are hot!
5. With a soup spoon, fill peppers with filling. Cover the opening of each pepper with 2 Tbsp. grated cheese. Place stuffed peppers back in pan. Cover and microwave 4–5 minutes.

Dinner 22 (Continued)
Method

1. Heat oil in medium saucepan over medium heat. Sauté peppers and green beans for 2 minutes.
2. Add remaining ingredients except lima beans and artichoke hearts and bring to a boil. Cover, reduce heat, and simmer 20 minutes.
3. Add limas and artichokes, stir, cover, and cook 5 more minutes.

Dinner 25 (Continued)
Method

1. Cook cauliflower and green beans (if fresh or frozen) in boiling water for 6–8 minutes. Drain.
2. Meanwhile, combine remaining ingredients except lettuce and mix well. Toss with vegetables and lettuce and refrigerate at least 1 hour before serving.

Dinner 27 (Continued)
Method

1. Combine all ingredients except peppers, onion, and tomato and mix well.
2. Pour dressing over vegetables and stir. Cover and refrigerate for several hours or overnight, stirring occasionally.

The snacks in this section are divided into three groups.

Each **60-calorie** snack equals   1 fruit serving

Each **125-calorie** snack equals   1 starch serving **AND**
1 fat serving

Each **170-calorie** snack equals   1 starch serving **AND**
1 fat-free milk serving **OR**
1 meat serving

1
3/4 cup BANANA-ORANGE CHAMPOLA
(see Breakfast 1)

2
1/2 cup passion fruit juice

3
1 orange

4
1 apple

5
3/4 cup sliced guava

6
1 serving FRUITED GELATIN WITH CUSTARD

FRUITED GELATIN WITH CUSTARD
Yield: 8 servings
Serving size: 1 cup

Ingredients
1 0.3-oz. pkg. sugar-free strawberry-flavored gelatin
1 0.3-oz. pkg. sugar-free orange-flavored gelatin
1 0.3-oz. pkg. sugar-free lime-flavored gelatin
1-1/2 cups fat-free milk
1/16 tsp. salt
1-1/2 Tbsp. sugar
1 egg yolk, beaten
2 Tbsp. cornstarch
1 chunk of lime rind

60 calories

Fresh fruit (use 2 cups, sliced, of any one or a combination of strawberries, kiwis, bananas, peaches, oranges, or mangoes)

Method
1. Prepare each gelatin flavor individually according to package directions. Refrigerate until set, then cut into 1/2-inch squares and return squares to refrigerator.
2. In a medium saucepan, heat milk, salt, and sugar over medium heat. Pour a small amount of warm milk in a small bowl. Stir in egg yolk and cornstarch until cornstarch is dissolved. Return the milk mixture to the saucepan.
3. Add lime rind and cook over medium heat, stirring constantly, until mixture begins to bubble and thicken. Reduce heat to medium-low and continue cooking for an additional 5 minutes. Remove lime rind. Pour into a bowl and allow to cool.
4. To serve, spoon each gelatin flavor into 8 dessert cups and top with 1-1/2 Tbsp. custard and 1 Tbsp. fruit. Repeat the layers, using all remaining ingredients.

7
1 serving FRUIT COMPOTE
(see Dinner 28)

8
10 mini rice cakes

9
1 serving FRESH FRUIT COCKTAIL
(see Dinner 7)

10
2 Tbsp. dried mixed fruit

11
3/4 cup Cheerios

12
1 serving BAKED PAPAYA
(see Dinner 17)

13
1/4 cup sherbet

14
1/2 cup fresh sliced papaya
1/4 small mango, sliced

125 calories

1
3 cups plain popped popcorn
1 Tbsp. melted reduced-fat margarine
Dash curry powder

2
1/2 small sweet roll

3
1/2 cup Chex mix
5 dry-roasted unsalted peanuts

4
15 baked tortilla chips
2 Tbsp. avocado
1/4 cup salsa

5
1/2 serving CORN BREAD
(see Breakfast 9)
1 Tbsp. reduced-fat margarine

6
1 serving SANGRIA
3 dry-roasted unsalted peanuts

SANGRIA
Yield: 12 servings
Serving size: 3/4 cup

Ingredients
6 whole cloves
6 unpeeled orange slices
  (1 medium orange)
4 cups cold red wine
6-oz can frozen orange juice
3/4 cup lime juice
1/4 cup sugar
4 cups cold soda water

Method
1. Place a whole clove on the peel of each orange slice. Combine all ingredients except water in a large bowl and allow to rest for 20 minutes.
2. Add the water, stir, and serve immediately over ice. Refrigerate leftovers.

7
1 oz. bolillo
(1/4 Mexican roll)
1 tsp. Margarine

8
1/2 serving
QUICK REFRIED BEANS
(see Dinner 2)
1 Tbsp. avocado

9
1 serving CORN SALAD
(see Lunch 9)
1 Tbsp. avocado

10
1 serving CORN
DUMPLINGS WITH CHEESE
(see Breakfast 10)

11
1 reduced-fat waffle
1 Tbsp. reduced-fat margarine

12
3/4 oz. tortilla chips
1/4 oz. reduced-fat cheddar cheese, melted

13
3 gingersnaps
1 Tbsp. unsalted cashews

14
1 6-inch flour tortilla
2 Tbsp. avocado

170 calories

1
3/4 cup Cheerios
1 cup fat-free milk

2
1 serving YOGURT FRUIT SHAKE
8 whole-wheat or 5-grain crackers

YOGURT FRUIT SHAKE
Yield: 3 servings
Serving size: 3/4 cup

Ingredients
1 medium ripe fruit such as a peach, banana, or nectarine, peeled, or 3/4 cup sliced strawberries, papaya, or mango or whole raspberries or blueberries
1 cup plain fat-free yogurt or no-sugar-added fat-free fruit-flavored yogurt
1 cup fat-free milk
1/4 tsp. vanilla extract
4 ice cubes, crushed
1/2 tsp. lime juice (if you use mango)

Method
Blend all ingredients until smooth and creamy.

3
1/2 cup cooked oatmeal
1 cup fat-free milk

4
1 serving PAPAYA SHAKE
(see Breakfast 23)
8 whole-wheat or 5-grain crackers

5
2/3 cup fat-free artificially sweetened fruit-flavored yogurt
5 vanilla wafers

6
1 serving
BREAD PUDDING
(see Breakfast 7)

7
1 slice whole-wheat bread
1 Tbsp. peanut butter

8
1 6-inch flour tortilla
1 oz. Mexican cheese

9
1/2 cup All-Bran cereal
1 cup fat-free milk

10
1 6-inch flour tortilla
1/2 serving
QUICK REFRIED BEANS
(see Dinner 2)

11
1 6-inch flour tortilla
1 egg scrambled in cooking spray

12
1 serving
PINEAPPLE COOLER
(see Breakfast 6)
8 whole-wheat or 5-grain crackers

13
1/2 serving QUICK BLACK BEAN SOUP
(see Lunch 7)
3 saltine crackers

14
2/3 cup fat-free artificially-sweetened fruit-flavored yogurt
3 Tbsp. granola

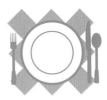

ANÁLISIS NUTRITIVOS

Los análisis están en el orden en el cuál las recetas aparecen en el libro.

Champola de Banana y Naranja
Intercambios
1/2 Fruta
1/2 Leche sin Grasa
Calorías 90
    Calorías de la Grasa 4
Grasa Total 0 g
    Grasa Saturada 0 g
Colesterol 2 mg
Sodio 64 mg
Carbohidrato 17 g
    Fibra Dietética 1 g
    Azúcares 15 g
Proteína 5 g

Asopao de Pollo del Caribe
Intercambios
3 Almidón
2 Carne con Bajo Contenido
    de Grasa
Calorías 339
    Calorías de la Grasa 79
Grasa Total 9 g
    Grasa Saturada 2 g
Colesterol 51 mg
Sodio 307 mg
Carbohidrato 42 g
    Fibra Dietética 2 g
    Azúcares 3 g
Proteína 21 g

Sofrito
Intercambios
Alimentos no Restringidos
Calorías 3
    Calorías de la Grasa 0
Grasa Total 0 g
    Grasa Saturada 0 g
Colesterol 0 mg
Sodio 1 mg
Carbohidrato 1 g
    Fibra Dietética 0 g
    Azúcares 0 g
Proteína 0 g

Picadillo de Res
Intercambios
2 Carne con Bajo Contenido
    de Grasa
1 Vegetal
Calorías 146
    Calorías de la Grasa 53

Grasa Total 6 g
    Grasa Saturada 2 g
Colesterol 51 mg
Sodio 239 mg
Carbohidrato 5 g
    Fibra Dietética 1 g
    Azúcares 2 g
Proteína 18 g

Frijoles Refritos Rápidos
Intercambios
2 Almidón
1 Carne con Muy Bajo
    Contenido de Grasa
Calorías 196
    Calorías de la Grasa 32
Grasa Total 4 g
    Grasa Saturada 0 g
Colesterol 0 mg
Sodio 482 mg
Carbohidrato 31 g
    Fibra Dietética 11 g
    Azúcares 4 g
Proteína 11 g

Salsa Ranchera
Intercambios
1 Vegetal
Calorías 20
    Calorías de la Grasa 2
Grasa Total 0 g
    Grasa Saturada 0 g
Colesterol 0 mg
Sodio 88 mg
Carbohidrato 5 g
    Fibra Dietética 1 g
    Azúcares 3 g
Proteína 1 g

Ensalada de Nopalitos
Intercambios
1 Vegetal
1 Grasa
Calorías 62
    Calorías de la Grasa 32
Grasa Total 4 g
    Grasa Saturada 1 g
Colesterol 4 mg
Sodio 211 mg
Carbohidrato 7 g
    Fibra Dietética 3 g
    Azúcares 3 g
Proteína 3 g

Verduras Escabechadas
Intercambios
1 Vegetal
Calorías 20
    Calorías de la Grasa 1
Grasa Total 0 g
    Grasa Saturada 0 g
Colesterol 0 mg
Sodio 51 mg
Carbohidrato 5 g
    Fibra Dietética 1 g
    Azúcares 2 g
Proteína 1 g

Cazuela de Carne
Intercambios
3 Carne con Bajo Contenido
    de Grasa
3 Vegetal
1 Grasa
Calorías 309
    Calorías de la Grasa 117
Grasa Total 13 g
    Grasa Saturada 5 g
Colesterol 68 mg
Sodio 490 mg
Carbohidrato 17 g
    Fibra Dietética 4 g
    Azúcares 10 g
Proteína 30 g

Pescado Estilo Veracruz
Intercambios
3 Carne con Muy Bajo
    Contenido de Grasa
1 Vegetal
1/2 Grasa
Calorías 151
    Calorías de la Grasa 34
Grasa Total 4 g
    Grasa Saturada 0 g
Colesterol 40 mg
Sodio 173 mg
Carbohidrato 5 g
    Fibra Dietética 1 g
    Azúcares 3 g
Proteína 24 g

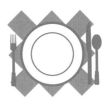

ANÁLISIS NUTRITIVOS

Sopa de Tortilla
Intercambios
1 Almidón
2 Vegetal
1 Grasa
Calorías 190
  Calorías de la Grasa 59
Grasa Total 7 g
  Grasa Saturada 1 g
Colesterol 11 mg
Sodio 529 mg
Carbohidrato 27 g
  Fibra Dietética 4 g
  Azúcares 6 g
Proteína 8 g

Refrescos de Piña
Intercambios
1 Fruta
Calorías 66
  Calorías de la Grasa 1
Grasa Total 0 g
  Grasa Saturada 0 g
Colesterol 0 mg
Sodio 18 mg
Carbohidrato 16 g
  Fibra Dietética 0 g
  Azúcares 15 g
Proteína 0 g

Empanadas de Carne con Vegetales
Intercambios
1 Almidón
1 Carne con Moderado
  Contenido de Grasa
1-1/2 Grasa
Calorías 234
  Calorías de la Grasa 119
Grasa Total 13 g
  Grasa Saturada 3 g
Colesterol 59 mg
Sodio 355 mg
Carbohidrato 18 g
  Fibra Dietética 2 g
  Azúcares 2 g
Proteína 10 g

Masa para Empanadas Baja en Grasa
Intercambios
1 Almidón
1 Grasa
Calorías 133
  Calorías de la Grasa 59
Grasa Total 7 g
  Grasa Saturada 1 g
Colesterol 18 mg
Sodio 169 mg
Carbohidrato 16 g
  Fibra Dietética 1 g
  Azúcares 0 g
Proteína 3 g

Budín de Pan
Intercambios
2 Carbohidrato
1/2 Grasa
Calorías 171
  Calorías de la Grasa 41
Grasa Total 5 g
  Grasa Saturada 0 g
Colesterol 28 mg
Sodio 226 mg
Carbohidrato 27 g
  Fibra Dietética 1 g
  Azúcares 13 g
Proteína 6 g

Sopa de Frijoles Negros Rápida
Intercambios
2-1/2 Almidón
2 Carne con Bajo Contenido
  de Grasa
Calorías 290
  Calorías de la Grasa 49
Grasa Total 5 g
  Grasa Saturada 1 g
Colesterol 75 mg
Sodio 771 mg
Carbohidrato 37 g
  Fibra Dietética 13 g
  Azúcares 4 g
Proteína 24 g

Cocktail de Frutas Frescas
Intercambios
1 Fruta
Calorías 61
  Calorías de la Grasa 2
Grasa Total 0 g

  Grasa Saturada 0 g
Colesterol 0 mg
Sodio 1 mg
Carbohidrato 15 g
  Fibra Dietética 2 g
  Azúcares 12 g
Proteína 1 g

Ensalada de Frutas con Avena Tostada
Intercambios
1-1/2 Carbohidrato
Calorías 128
  Calorías de la Grasa 19
Grasa Total 2 g
  Grasa Saturada 0 g
Colesterol 1 mg
Sodio 30 mg
Carbohidrato 25 g
  Fibra Dietética 3 g
  Azúcares 13 g
Proteína 4 g

Anticuchos con Carnes Variadas
Intercambios
3 Carne con Bajo Contenido
  de Grasa
1 Vegetal
Calorías 168
  Calorías de la Grasa 37
Grasa Total 4 g
  Grasa Saturada 1 g
Colesterol 66 mg
Sodio 55 mg
Carbohidrato 7 g
  Fibra Dietética 2 g
  Azúcares 4 g
Proteína 25 g

Torta de Elote
Intercambios
2 Almidón
1/2 Grasa
Calorías 164
  Calorías de la Grasa 53
Grasa Total 6 g
  Grasa Saturada 1 g
Colesterol 27 mg
Sodio 345 mg
Carbohidrato 27 g
  Fibra Dietética 2 g
  Azúcares 7 g
Proteína 3 g

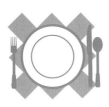

ANÁLISIS NUTRITIVOS

Ensalada de Maíz
Intercambios
1 Almidón
1/2 Grasa
Calorías 82
    Calorías de la Grasa 31
Grasa Total 3 g
    Grasa Saturada 1 g
Colesterol 0 mg
Sodio 7 mg
Carbohidrato 13 g
    Fibra Dietética 2 g
    Azúcares 3 g
Proteína 2 g

Humitas con Queso
Intercambios
1 Almidón
1 Grasa
Calorías 141
    Calorías de la Grasa 59
Grasa Total 7 g
    Grasa Saturada 1 g
Colesterol 57 mg
Sodio 340 mg
Carbohidrato 18 g
    Fibra Dietética 2 g
    Azúcares 3 g
Proteína 6 g

Sopa de Plátano Verde
Intercambios
1 Almidón
2 Carne con Bajo Contenido
    de Grasa
Calorías 150
    Calorías de la Grasa 12
Grasa Total 1 g
    Grasa Saturada 0 g
Colesterol 46 mg
Sodio 346 mg
Carbohidrato 16 g
    Fibra Dietética 2 g
    Azúcares 3 g
Proteína 19 g

Pastel de Choclo Chileno
Intercambios
1-1/2 Almidón
1 Carne con Moderado
    Contenido de Grasa
1 Vegetal
1-1/2 Grasa

Calorías 356
    Calorías de la Grasa 174
Grasa Total 19 g
    Grasa Saturada 6 g
Colesterol 119 mg
Sodio 380 mg
Carbohidrato 30 g
    Fibra Dietética 4 g
    Azúcares 7 g
Proteína 19 g

Pasta de Habanero
Intercambios
Alimentos no Restringidos
Calorías 0
    Calorías de la Grasa 0
Grasa Total 0 g
    Grasa Saturada 0 g
Colesterol 0 mg
Sodio 0 mg
Carbohidrato 0 g
    Fibra Dietética 0 g
    Azúcares 0 g
Proteína 0 g

Arepas
Intercambios
2 Almidón
1 Carne con Moderado
    Contenido de Grasa
1 Grasa
Calorías 262
    Calorías de la Grasa 109
Grasa Total 12 g
    Grasa Saturada 3 g
Colesterol 16 mg
Sodio 714 mg
Carbohidrato 28 g
    Fibra Dietética 3 g
    Azúcares 0 g
Proteína 10 g

Ensalada de Papas
Intercambios
1 Almidón
1/2 Grasa
Calorías 107
    Calorías de la Grasa 21
Grasa Total 2 g
    Grasa Saturada 1 g
Colesterol 36 mg
Sodio 167 mg
Carbohidrato 19 g

Fibra Dietética 2 g
    Azúcares 5 g
Proteína 3 g

Salsa Fresca
Intercambios
Alimentos no Restringidos
Calorías 16
    Calorías de la Grasa 2
Grasa Total 0 g
    Grasa Saturada 0 g
Colesterol 0 mg
Sodio 88 mg
Carbohidrato 4 g
    Fibra Dietética 1 g
    Azúcares 2 g
Proteína 1 g

Pechugas con Chipotle
Intercambios
4 Carne con Muy Bajo
    Contenido de Grasa
1-1/2 Grasa
Calorías 215
    Calorías de la Grasa 87
Grasa Total 10 g
    Grasa Saturada 4 g
Colesterol 79 mg
Sodio 356 mg
Carbohidrato 3 g
    Fibra Dietética 0 g
    Azúcares 3 g
Proteína 27 g

Frijoles Blancos con Chorizo
Intercambios
1-1/2 Almidón
1 Carne con Bajo Contenido
    de Grasa
Calorías 173
    Calorías de la Grasa 50
Grasa Total 6 g
    Grasa Saturada 2 g
Colesterol 10 mg
Sodio 148 mg
Carbohidrato 21 g
    Fibra Dietética 5 g
    Azúcares 4 g
Proteína 10 g

ANÁLISIS NUTRITIVOS

Albóndigas Poblanas
Intercambios
1 Almidón
3 Carne con Bajo Contenido de Grasa
2 Vegetal
1/2 Grasa
Calorías 260
Calorías de la Grasa 58
Grasa Total 6 g
Grasa Saturada 3 g
Colesterol 110 mg
Sodio 815 mg
Carbohidrato 22 g
Fibra Dietética 3 g
Azúcares 8 g
Proteína 29 g

Arroz con Dulce
Intercambios
2-1/2 Carbohidrato
Calorías 184
Calorías de la Grasa 3
Grasa Total 0 g
Grasa Saturada 0 g
Colesterol 1 mg
Sodio 178 mg
Carbohidrato 42 g
Fibra Dietética 1 g
Azúcares 21 g
Proteína 4 g

Papaya al Horno
Intercambios
1 Carbohidrato
Calorías 90
Calorías de la Grasa 22
Grasa Total 2 g
Grasa Saturada 1 g
Colesterol 13 mg
Sodio 27 mg
Carbohidrato 16 g
Fibra Dietética 1 g
Azúcares 11 g
Proteína 2 g

Chayotitos Tiernos
Intercambios
1 Vegetal
1 Grasa
Calorías 65
Calorías de la Grasa 41
Grasa Total 5 g
Grasa Saturada 1 g

Colesterol 0 mg
Sodio 25 mg
Carbohidrato 7 g
Fibra Dietética 3 g
Azúcares 2 g
Proteína 1 g

Pimentones Rellenos con Carne
Intercambios
4 Carne con Bajo Contenido de Grasa
2 Vegetal
Calorías 283
Calorías de la Grasa 107
Grasa Total 12 g
Grasa Saturada 4 g
Colesterol 83 mg
Sodio 255 mg
Carbohidrato 12 g
Fibra Dietética 2 g
Azúcares 5 g
Proteína 32 g

Papas con Salsa de Maní
Intercambios
2 Almidón
2 Grasa
Calorías 248
Calorías de la Grasa 113
Grasa Total 13 g
Grasa Saturada 2 g
Colesterol 1 mg
Sodio 194 mg
Carbohidrato 28 g
Fibra Dietética 4 g
Azúcares 5 g
Proteína 9 g

Ensalada de Remolacha
Intercambios
1 Vegetal
Calorías 32
Calorías de la Grasa 2
Grasa Total 0 g
Grasa Saturada 0 g
Colesterol 0 mg
Sodio 177 mg
Carbohidrato 8 g
Fibra Dietética 2 g
Azúcares 5 g
Proteína 1 g

Arroz de Color
Intercambios
1-1/2 Almidón
Calorías 118
Calorías de la Grasa 18
Grasa Total 2 g
Grasa Saturada 0 g
Colesterol 0 mg
Sodio 200 mg
Carbohidrato 22 g
Fibra Dietética 1 g
Azúcares 1 g
Proteína 3 g

Paella de Verduras
Intercambios
2-1/2 Almidón
1 Vegetal
Calorías 211
Calorías de la Grasa 27
Grasa Total 3 g
Grasa Saturada 1 g
Colesterol 0 mg
Sodio 317 mg
Carbohidrato 42 g
Fibra Dietética 4 g
Azúcares 4 g
Proteína 5 g

Batido de Papaya
Intercambios
1/2 Leche sin Grasa
1/2 Fruta
Calorías 83
Calorías de la Grasa 3
Grasa Total 0 g
Grasa Saturada 0 g
Colesterol 3 mg
Sodio 85 mg
Carbohidrato 14 g
Fibra Dietética 0 g
Azúcares 13 g
Proteína 6 g

Caldo Gallego Rápido
Intercambios
2 Almidón
2 Carne con Bajo Contenido de Grasa
Calorías 256
Calorías de la Grasa 55
Grasa Total 6 g
Grasa Saturada 2 g
Colesterol 39 mg

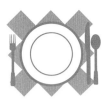

ANÁLISIS NUTRITIVOS

Sodio 579 mg
Carbohidrato 29 g
  Fibra Dietética 6 g
  Azúcares 4 g
Proteína 21 g

Sancocho de la Costa
Intercambios
2 Almidón
1 Carne con Bajo Contenido
  de Grasa
Calorías 206
  Calorías de la Grasa 25
Grasa Total 3 g
  Grasa Saturada 0 g
Colesterol 26 mg
Sodio 194 mg
Carbohidrato 32 g
  Fibra Dietética 3 g
  Azúcares 6 g
Proteína 14 g

Ajiaco
Intercambios
1-1/2 Almidón
2 Carne con Bajo Contenido
  de Grasa
1 Vegetal
Calorías 255
  Calorías de la Grasa 74
Grasa Total 8 g
  Grasa Saturada 2 g
Colesterol 88 mg
Sodio 426 mg
Carbohidrato 27 g
  Fibra Dietética 3 g
  Azúcares 5 g
Proteína 19 g

Ensalada de Coliflor
Intercambios
2 Vegetal
Calorías 39
  Calorías de la Grasa 8
Grasa Total 1 g
  Grasa Saturada 0 g
Colesterol 0 mg
Sodio 160 mg
Carbohidrato 8 g
  Fibra Dietética 2 g
  Azúcares 4 g
Proteína 1 g

Ensalada de Pimenton Dulce, Cebolla, y Tomate
Intercambios
2 Vegetal
1/2 Grasa
Calorías 63
  Calorías de la Grasa 21
Grasa Total 2 g
  Grasa Saturada 0 g
Colesterol 0 mg
Sodio 145 mg
Carbohidrato 11 g
  Fibra Dietética 2 g
  Azúcares 6 g
Proteína 1 g

Ensalada de Zanahoria y Col
Intercambios
1 Vegatal
Calorías 18
  Calorías de la Grasa 1
Grasa Total 0 g
  Grasa Saturada 0 g
Colesterol 0 mg
Sodio 157 mg
Carbohidrato 4 g
  Fibra Dietética 1 g
  Azúcares 3 g
Proteína 1 g

Compota de Frutas
Intercambios
1 Carbohidrato
Calorías 53
  Calorías de la Grasa 2
Grasa Total 0 g
  Grasa Saturada 0 g
Colesterol 0 mg
Sodio 0 mg
Carbohidrato 14 g
  Fibra Dietética 1 g
  Azúcares 12 g
Proteína 0 g

Copas Supremas de Gelatina
Intercambios
1 Carbohidrato
Calorías 74
  Calorías de la Grasa 8
Grasa Total 1 g
  Grasa Saturada 0 g
Colesterol 27 mg
Sodio 127 mg
Carbohidrato 13 g
  Fibra Dietética 1 g
  Azúcares 8 g
Proteína 4 g

Sangría
Intercambios
1 Carbohidrato
Calorías 109
  Calorías de la Grasa 0
Grasa Total 0 g
  Grasa Saturada 0 g
Colesterol 0 mg
Sodio 25 mg
Carbohidrato 15 g
  Fibra Dietética 1 g
  Azúcares 14 g
Proteína 1 g

Batidos de Fruta con Yogur
Intercambios
1/2 Fruta
1/2 Leche sin Grasa
Calorías 89
  Calorías de la Grasa 1
Grasa Total 0 g
  Grasa Saturada 0 g
Colesterol 3 mg
Sodio 105 mg
Carbohidrato 15 g
  Fibra Dietética 1 g
  Azúcares 13 g
Proteína 7 g

ANÁLISIS NUTRITIVOS

Contaduría de Calorías, Gramos de Carbos y Grasa, y Miligramos de Sodio para Comidas y Bocadillos

D = Desayuno   A = Almuerzo   C = Comida

Comida	Calorías	Carbo (g)	Grasa (g)	Sodio (mg)	Comida	Calorías	Carbo (g)	Grasa (g)	Sodio (mg)
D 1	349	63	6	482	C 12	523	63	16	292
A 1	469	62	14	310	D 13	386	56	11	505
C 1	560	62	22	490	A 13	469	66	15	412
D 2	327	53	7	173	C 13	510	64	14	483
A 2	466	59	15	701	D 14	314	52	6	219
C 2	554	62	23	1367	A 14	465	57	19	689
D 3	328	55	6	220	C 14	551	65	17	165
A 3	426	51	19	577	D 15	316	50	7	320
C 3	553	60	20	767	A 15	498	61	21	535
D 4	308	44	10	255	C 15	502	61	15	1264
A 4	435	54	12	913	D 16	335	58	6	382
C 4	530	61	18	586	A 16	448	58	14	257
D 5	386	50	14	620	C 16	556	69	18	256
A 5	434	60	9	339	D 17	358	49	13	378
C 5	521	61	15	770	A 17	428	59	10	69
D 6	370	50	14	1014	C 17	555	59	20	394
A 6	366	58	5	356	D 18	340	54	7	130
C 6	590	65	27	1082	A 18	455	65	10	825
D 7	353	57	8	355	C 18	602	62	23	398
A 7	441	64	11	792	D 19	360	77	7	288
C 7	515	65	15	1255	A 19	460	47	20	1723
D 8	341	63	4	186	C 19	513	57	17	351
A 8	448	58	17	1113	D 20	318	56	6	470
C 8	527	69	17	394	A 20	424	57	14	436
D 9	325	51	9	518	C 20	535	70	16	833
A 9	429	58	14	202	D 21	335	64	3	345
C 9	532	54	22	391	A 21	466	64	16	384
D 10	359	62	8	433	C 21	553	69	20	1741
A 10	342	59	5	382	D 22	360	62	8	536
C 10	495	63	14	179	A 22	409	58	10	770
D 11	321	56	5	129	C 22	552	75	14	591
A 11	472	72	6	438	D 23	302	51	4	112
C 11	582	59	28	1004	A 23	394	54	11	601
D 12	316	40	12	715	C 23	475	57	13	80
A 12	513	70	17	858	D 24	341	59	6	221

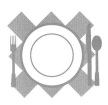

ANÁLISIS NUTRITIVOS

Comida	Calorías	Carbo (g)	Grasa (g)	Sodio (mg)
A 24	462	59	17	499
C 24	552	59	19	86
D 25	337	60	7	474
A 25	430	57	15	636
C 25	558	61	26	311
D 26	330	54	6	221
A 26	521	65	19	933
C 26	544	65	23	406
D 27	346	64	6	320
A 27	422	59	8	1528
C 27	520	68	22	728
D 28	352	56	7	398
A 28	462	60	17	923
C 28	535	68	15	413

Bocadillos de 60 Calorías

	Calorías	Carbo (g)	Grasa (g)	Sodio (mg)
1	90	17	0	64
2	69	17	0	7
3	62	15	0	0
4	63	16	0	0
5	63	15	1	4
6	74	13	1	127
7	53	14	0	0
8	77	14	1	55
9	61	15	0	1
10	55	13	0	28
11	83	17	1	205
12	90	16	2	27
13	66	15	1	22
14	61	16	0	3

Comida	Calorías	Carbo (g)	Grasa (g)	Sodio (mg)

Bocadillos de 125 Calorías

	Calorías	Carbo (g)	Grasa (g)	Sodio (mg)
1	132	19	6	91
2	132	18	6	136
3	127	17	6	292
4	143	23	5	321
5	122	14	8	263
6	127	15	2	25
7	109	15	4	46
8	120	16	4	243
9	105	14	6	8
10	141	18	7	340
11	120	17	5	360
12	126	14	7	172
13	139	19	6	138
14	143	19	6	146

Bocadillos de 170 Calorías

	Calorías	Carbo (g)	Grasa (g)	Sodio (mg)
1	169	29	2	331
2	169	29	2	272
3	159	25	2	127
4	163	29	3	251
5	179	32	3	157
6	169	27	4	226
7	164	16	9	222
8	198	18	10	329
9	167	35	1	206
10	195	32	4	385
11	173	17	7	206
12	173	33	4	176
13	184	25	4	503
14	186	31	4	147

NUTRITIONAL ANALYSES

Analyses are in the order the recipes appear in the book.

Banana-Orange Champola
Exchanges
1/2 Fruit
1/2 Fat-Free Milk
Calories 90
  Calories from Fat 4
Total Fat 0 g
  Saturated Fat 0 g
Cholesterol 2 mg
Sodium 64 mg
Carbohydrate 17 g
  Dietary Fiber 1 g
  Sugars 15 g
Protein 5 g

Caribbean Chicken Stew
Exchanges
3 Starch
2 Lean Meat
Calories 339
  Calories from Fat 79
Total Fat 9 g
  Saturated Fat 2 g
Cholesterol 51 mg
Sodium 307 mg
Carbohydrate 42 g
  Dietary Fiber 2 g
  Sugars 3 g
Protein 21 g

Sofrito
Exchanges
Free Food
Calories 3
  Calories from Fat 0
Total Fat 0 g
  Saturated Fat 0 g
Cholesterol 0 mg
Sodium 1 mg
Carbohydrate 1 g
  Dietary Fiber 0 g
  Sugars 0 g
Protein 0 g

Beef Filling
Exchanges
2 Lean Meat
1 Vegetable
Calories 146
  Calories from Fat 53
Total Fat 6 g
  Saturated Fat 2 g
Cholesterol 51 mg

Sodium 239 mg
Carbohydrate 5 g
  Dietary Fiber 1 g
  Sugars 2 g
Protein 18 g

Quick Refried Beans
Exchanges
2 Starch
1 Very Lean Meat
Calories 196
  Calories from Fat 32
Total Fat 4 g
  Saturated Fat 0 g
Cholesterol 0 mg
Sodium 482 mg
Carbohydrate 31 g
  Dietary Fiber 11 g
  Sugars 4 g
Protein 11 g

Ranchera Sauce
Exchanges
1 Vegetable
Calories 20
  Calories from Fat 2
Total Fat 0 g
  Saturated Fat 0 g
Cholesterol 0 mg
Sodium 88 mg
Carbohydrate 5 g
  Dietary Fiber 1 g
  Sugars 3 g
Protein 1 g

Cactus (Nopales) Salad
Exchanges
1 Vegetable
1 Fat
Calories 62
  Calories from Fat 32
Total Fat 4 g
  Saturated Fat 1 g
Cholesterol 4 mg
Sodium 211 mg
Carbohydrate 7 g
  Dietary Fiber 3 g
  Sugars 3 g
Protein 3 g

Pickled Vegetables
Exchanges
1 Vegetable

Calories 20
  Calories from Fat 1
Total Fat 0 g
  Saturated Fat 0 g
Cholesterol 0 mg
Sodium 51 mg
Carbohydrate 5 g
  Dietary Fiber 1 g
  Sugars 2 g
Protein 1 g

Beef Stew
Exchanges
3 Lean Meat
3 Vegetable
1 Fat
Calories 309
  Calories from Fat 117
Total Fat 13 g
  Saturated Fat 5 g
Cholesterol 68 mg
Sodium 490 mg
Carbohydrate 17 g
  Dietary Fiber 4 g
  Sugars 10 g
Protein 30 g

Red Snapper Veracruz
Exchanges
3 Very Lean Meat
1 Vegetable
1/2 Fat
Calories 151
  Calories from Fat 34
Total Fat 4 g
  Saturated Fat 0 g
Cholesterol 40 mg
Sodium 173 mg
Carbohydrate 5 g
  Dietary Fiber 1 g
  Sugars 3 g
Protein 24 g

Tortilla Soup
Exchanges
1 Starch
2 Vegetable
1 Fat
Calories 190
  Calories from Fat 59
Total Fat 7 g
  Saturated Fat 1 g
Cholesterol 11 mg

Sodium 529 mg
Carbohydrate 27 g
  Dietary Fiber 4 g
  Sugars 6 g
Protein 8 g

Pineapple Cooler
Exchanges
1 Fruit
Calories 66
  Calories from Fat 1
Total Fat 0 g
  Saturated Fat 0 g
Cholesterol 0 mg
Sodium 18 mg
Carbohydrate 16 g
  Dietary Fiber 0 g
  Sugars 15 g
Protein 0 g

Meat and Vegetable Empanadas
Exchanges
1 Starch
1 Medium-Fat Meat
1-1/2 Fat
Calories 234
  Calories from Fat 119
Total Fat 13 g
  Saturated Fat 3 g
Cholesterol 59 mg
Sodium 355 mg
Carbohydrate 18 g
  Dietary Fiber 2 g
  Sugars 2 g
Protein 10 g

Low-Fat Empanada Dough
Exchanges
1 Starch
1 Fat
Calories 133
  Calories from Fat 59
Total Fat 7 g
  Saturated Fat 1 g
Cholesterol 18 mg
Sodium 169 mg
Carbohydrate 16 g
  Dietary Fiber 1 g
  Sugars 0 g
Protein 3 g

Bread Pudding
Exchanges
2 Carbohydrate
1/2 Fat
Calories 171
  Calories from Fat 41
Total Fat 5 g
  Saturated Fat 0 g
Cholesterol 28 mg
Sodium 226 mg
Carbohydrate 27 g
  Dietary Fiber 1 g
  Sugars 13 g
Protein 6 g

Quick Black Bean Soup
Exchanges
2-1/2 Starch
2 Lean Meat
Calories 290
  Calories from Fat 49
Total Fat 5 g
  Saturated Fat 1 g
Cholesterol 75 mg
Sodium 771 mg
Carbohydrate 37 g
  Dietary Fiber 13 g
  Sugars 4 g
Protein 24 g

Fresh Fruit Cocktail
Exchanges
1 Fruit
Calories 61
  Calories from Fat 2
Total Fat 0 g
  Saturated Fat 0 g
Cholesterol 0 mg
Sodium 1 mg
Carbohydrate 15 g
  Dietary Fiber 2 g
  Sugars 12 g
Protein 1 g

Fruit Salad with Toasted Oats
Exchanges
1-1/2 Carbohydrate
Calories 128
  Calories from Fat 19
Total Fat 2 g
  Saturated Fat 0 g
Cholesterol 1 mg

Sodium 30 mg
Carbohydrate 25 g
  Dietary Fiber 3 g
  Sugars 13 g
Protein 4 g

Meat Kabob Medley
Exchanges
3 Lean Meat
1 Vegetable
Calories 168
  Calories from Fat 37
Total Fat 4 g
  Saturated Fat 1 g
Cholesterol 66 mg
Sodium 55 mg
Carbohydrate 7 g
  Dietary Fiber 2 g
  Sugars 4 g
Protein 25 g

Corn Bread
Exchanges
2 Starch
1/2 Fat
Calories 164
  Calories from Fat 53
Total Fat 6 g
  Saturated Fat 1 g
Cholesterol 27 mg
Sodium 345 mg
Carbohydrate 27 g
  Dietary Fiber 2 g
  Sugars 7 g
Protein 3 g

Corn Salad
Exchanges
1 Starch
1/2 Fat
Calories 82
  Calories from Fat 31
Total Fat 3 g
  Saturated Fat 1 g
Cholesterol 0 mg
Sodium 7 mg
Carbohydrate 13 g
  Dietary Fiber 2 g
  Sugars 3 g
Protein 2 g

NUTRITIONAL ANALYSES

Corn Dumplings with Cheese
Exchanges
1 Starch
1 Fat
Calories 141
    Calories from Fat 59
Total Fat 7 g
    Saturated Fat 1 g
Cholesterol 57 mg
Sodium 340 mg
Carbohydrate 18 g
    Dietary Fiber 2 g
    Sugars 3 g
Protein 6 g

Plantain Soup
Exchanges
1 Starch
2 Very Lean Meat
Calories 150
    Calories from Fat 12
Total Fat 1 g
    Saturated Fat 0 g
Cholesterol 46 mg
Sodium 346 mg
Carbohydrate 16 g
    Dietary Fiber 2 g
    Sugars 3 g
Protein 19 g

Chilean Corn Pie
Exchanges
1-1/2 Starch
2 Medium-Fat Meat
1 Vegetable
1-1/2 Fat
Calories 356
    Calories from Fat 174
Total Fat 19 g
    Saturated Fat 6 g
Cholesterol 119 mg
Sodium 380 mg
Carbohydrate 30 g
    Dietary Fiber 4 g
    Sugars 7 g
Protein 19 g

Habanero Paste
Exchanges
Free Food
Calories 0
    Calories from Fat 0
Total Fat 0 g
    Saturated Fat 0 g
Cholesterol 0 mg
Sodium 0 mg
Carbohydrate 0 g
    Dietary Fiber 0 g
    Sugars 0 g
Protein 0 g

Arepas
Exchanges
2 Starch
1 Medium-Fat Meat
1 Fat
Calories 262
    Calories from Fat 109
Total Fat 12 g
    Saturated Fat 3 g
Cholesterol 16 mg
Sodium 714 mg
Carbohydrate 28 g
    Dietary Fiber 3 g
    Sugars 0 g
Protein 10 g

Potato Salad
Exchanges
1 Starch
1/2 Fat
Calories 107
    Calories from Fat 21
Total Fat 2 g
    Saturated Fat 1 g
Cholesterol 36 mg
Sodium 167 mg
Carbohydrate 19 g
    Dietary Fiber 2 g
    Sugars 5 g
Protein 3 g

Fresh Salsa
Exchanges
Free Food
Calories 16
    Calories from Fat 2
Total Fat 0 g
    Saturated Fat 0 g
Cholesterol 0 mg

Sodium 88 mg
Carbohydrate 4 g
    Dietary Fiber 1 g
    Sugars 2 g
Protein 1 g

Chicken Breast with Chipotles
Exchanges
4 Very Lean Meat
1-1/2 Fat
Calories 215
    Calories from Fat 87
Total Fat 10 g
    Saturated Fat 4 g
Cholesterol 79 mg
Sodium 356 mg
Carbohydrate 3 g
    Dietary Fiber 0 g
    Sugars 3 g
Protein 27 g

White Beans with Chorizo
Exchanges
1-1/2 Starch
1 Lean Meat
Calories 173
    Calories from Fat 50
Total Fat 6 g
    Saturated Fat 2 g
Cholesterol 10 mg
Sodium 148 mg
Carbohydrate 21 g
    Dietary Fiber 5 g
    Sugars 4 g
Protein 10 g

Meatballs Puebla Style
Exchanges
1 Starch
3 Very Lean Meat
2 Vegetable
1/2 Fat
Calories 260
    Calories from Fat 58
Total Fat 6 g
    Saturated Fat 3 g
Cholesterol 110 mg
Sodium 815 mg
Carbohydrate 22 g
    Dietary Fiber 3 g
    Sugars 8 g
Protein 29 g

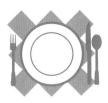

NUTRITIONAL ANALYSES

Spicy Rice Pudding
Exchanges
2-1/2   Carbohydrate
Calories 184
   Calories from Fat 3
Total Fat 0 g
   Saturated Fat 0 g
Cholesterol 1 mg
Sodium 178 mg
Carbohydrate 42 g
   Dietary Fiber 1 g
   Sugars 21 g
Protein 4 g

Baked Papaya
Exchanges
1 Carbohydrate
Calories 90
   Calories from Fat 22
Total Fat 2 g
   Saturated Fat 1 g
Cholesterol 13 mg
Sodium 27 mg
Carbohydrate 16 g
   Dietary Fiber 1 g
   Sugars 11 g
Protein 2 g

Tender Chayotes
Exchanges
1 Vegetable
1 Fat
Calories 65
   Calories from Fat 41
Total Fat 5 g
   Saturated Fat 1 g
Cholesterol 0 mg
Sodium 25 mg
Carbohydrate 7 g
   Dietary Fiber 3 g
   Sugars 2 g
Protein 1 g

Stuffed Peppers
Exchanges
4 Lean Meat
2 Vegetable
Calories 283
   Calories from Fat 107
Total Fat 12 g
   Saturated Fat 4 g
Cholesterol 83 mg
Sodium 255 mg

Carbohydrate 12 g
   Dietary Fiber 2 g
   Sugars 5 g
Protein 32 g

Potatoes with Peanut Sauce
Exchanges
2 Starch
2 Fat
Calories 248
   Calories from Fat 113
Total Fat 13 g
   Saturated Fat 2 g
Cholesterol 1 mg
Sodium 194 mg
Carbohydrate 28 g
   Dietary Fiber 4 g
   Sugars 5 g
Protein 9 g

Beet Salad
Exchanges
1 Vegetable
Calories 32
   Calories from Fat 2
Total Fat 0 g
   Saturated Fat 0 g
Cholesterol 0 mg
Sodium 177 mg
Carbohydrate 8 g
   Dietary Fiber 2 g
   Sugars 5 g
Protein 1 g

Colorful Rice
Exchanges
1-1/2 Starch
Calories 118
   Calories from Fat 18
Total Fat 2 g
   Saturated Fat 0 g
Cholesterol 0 mg
Sodium 200 mg
Carbohydrate 22 g
   Dietary Fiber 1 g
   Sugars 1 g
Protein 3 g

Vegetable Paella
Exchanges
2-1/2 Starch
1 Vegetable
Calories 211
   Calories from Fat 27
Total Fat 3 g
   Saturated Fat 1 g
Cholesterol 0 mg
Sodium 317 mg
Carbohydrate 42 g
   Dietary Fiber 4 g
   Sugars 4 g
Protein 5 g

Papaya Shake
Exchanges
1/2 Fruit
1/2 Fat-Free Milk
Calories 83
   Calories from Fat 3
Total Fat 0 g
   Saturated Fat 0 g
Cholesterol 3 mg
Sodium 85 mg
Carbohydrate 14 g
   Dietary Fiber 0 g
   Sugars 13 g
Protein 6 g

Quick Galician Stew
Exchanges
2 Starch
2 Lean Meat
Calories 256
   Calories from Fat 55
Total Fat 6 g
   Saturated Fat 2 g
Cholesterol 39 mg
Sodium 579 mg
Carbohydrate 29 g
   Dietary Fiber 6 g
   Sugars 4 g
Protein 21 g

NUTRITIONAL ANALYSES

Coastal Sancocho
Exchanges
2 Starch
1 Lean Meat
Calories 206
    Calories from Fat 25
Total Fat 3 g
    Saturated Fat 0 g
Cholesterol 26 mg
Sodium 194 mg
Carbohydrate 32 g
    Dietary Fiber 3 g
    Sugars 6 g
Protein 14 g

Ajiaco
Exchanges
1-1/2 Starch
2 Lean Meat
1 Vegetable
Calories 255
    Calories from Fat 74
Total Fat 8 g
    Saturated Fat 2 g
Cholesterol 88 mg
Sodium 426 mg
Carbohydrate 27 g
    Dietary Fiber 3 g
    Sugars 5 g
Protein 19 g

Cauliflower Salad
Exchanges
2 Vegetable
Calories 39
    Calories from Fat 8
Total Fat 1 g
    Saturated Fat 0 g
Cholesterol 0 mg
Sodium 160 mg
Carbohydrate 8 g
    Dietary Fiber 2 g
    Sugars 4 g
Protein 1 g

Sweet Pepper, Onion, and Tomato Salad
Exchanges
2 Vegetable
1/2 Fat
Calories 63
    Calories from Fat 21
Total Fat 2 g
    Saturated Fat 0 g
Cholesterol 0 mg
Sodium 145 mg
Carbohydrate 11 g
    Dietary Fiber 2 g
    Sugars 6 g
Protein 1 g

Carrot and Cabbage Salad
Exchanges
1 Vegetable
Calories 18
    Calories from Fat 1
Total Fat 0 g
    Saturated Fat 0 g
Cholesterol 0 mg
Sodium 157 mg
Carbohydrate 4 g
    Dietary Fiber 1 g
    Sugars 3 g
Protein 1 g

Fruit Compote
Exchanges
1 Carbohydrate
Calories 53
    Calories from Fat 2
Total Fat 0 g
    Saturated Fat 0 g
Cholesterol 0 mg
Sodium 0 mg
Carbohydrate 14 g
    Dietary Fiber 1 g
    Sugars 12 g
Protein 0 g

Fruited Gelatin with Custard
Exchanges
1 Carbohydrate
Calories 74
    Calories from Fat 8
Total Fat 1 g
    Saturated Fat 0 g
Cholesterol 27 mg
Sodium 127 mg
Carbohydrate 13 g
    Dietary Fiber 1 g
    Sugars 8 g
Protein 4 g

Sangria
Exchanges
1 Carbohydrate
Calories 109
    Calories from Fat 0
Total Fat 0 g
    Saturated Fat 0 g
Cholesterol 0 mg
Sodium 25 mg
Carbohydrate 15 g
    Dietary Fiber 1 g
    Sugars 14 g
Protein 1 g

Yogurt Fruit Shake
Exchanges
1/2 Fruit
1/2 Fat-Free Milk
Calories 89
    Calories from Fat 1
Total Fat 0 g
    Saturated Fat 0 g
Cholesterol 3 mg
Sodium 105 mg
Carbohydrate 15 g
    Dietary Fiber 1 g
    Sugars 13 g
Protein 7 g

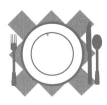

NUTRITIONAL ANALYSES

Calorie Counts, Carbohydrate and Fat Grams, and Sodium Milligrams for Meals and Snacks

B = Breakfast   L = Lunch   D = Dinner

Meal	Calories	Carb (g)	Fat (g)	Sodium (mg)	Meal	Calories	Carb (g)	Fat (g)	Sodium (mg)
B 1	349	63	6	482	D 12	523	63	16	292
L 1	469	62	14	310	B 13	386	56	11	505
D 1	560	62	22	490	L 13	469	66	15	412
B 2	327	53	7	173	D 13	510	64	14	483
L 2	466	59	15	701	B 14	314	52	6	219
D 2	554	62	23	1367	L 14	465	57	19	689
B 3	328	55	6	220	D 14	551	65	17	165
L 3	426	51	19	577	B 15	316	50	7	320
D 3	553	60	20	767	L 15	498	61	21	535
B 4	308	44	10	255	D 15	502	61	15	1264
L 4	435	54	12	913	B 16	335	58	6	382
D 4	530	61	18	586	L 16	448	58	14	257
B 5	386	50	14	620	D 16	556	69	18	256
L 5	434	60	9	339	B 17	358	49	13	378
D 5	521	61	15	770	L 17	428	59	10	69
B 6	370	50	14	1014	D 17	555	59	20	394
L 6	366	58	5	356	B 18	340	54	7	130
D 6	590	65	27	1082	L 18	455	65	10	825
B 7	353	57	8	355	D 18	602	62	23	398
L 7	441	64	11	792	B 19	360	77	7	288
D 7	515	65	15	1255	L 19	460	47	20	1723
B 8	341	63	4	186	D 19	513	57	17	351
L 8	448	58	17	1113	B 20	318	56	6	470
D 8	527	69	17	394	L 20	424	57	14	436
B 9	325	51	9	518	D 20	535	70	16	833
L 9	429	58	14	202	B 21	335	64	3	345
D 9	532	54	22	391	L 21	466	64	16	384
B 10	359	62	8	433	D 21	553	69	20	1741
L 10	342	59	5	382	B 22	360	62	8	536
D 10	495	63	14	179	L 22	409	58	10	770
B 11	321	56	5	129	D 22	552	75	14	591
L 11	472	72	6	438	B 23	302	51	4	112
D 11	582	59	28	1004	L 23	394	54	11	601
B 12	316	40	12	715	D 23	475	57	13	80
L 12	513	70	17	858	B 24	341	59	6	221

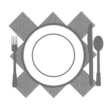

NUTRITIONAL ANALYSES

Meal	Calories	Carb (g)	Fat (g)	Sodium (mg)
L 24	462	59	17	499
D 24	552	59	19	86
B 25	337	60	7	474
L 25	430	57	15	636
D 25	558	61	26	311
B 26	330	54	6	221
L 26	521	65	19	933
D 26	544	65	23	406
B 27	346	64	6	320
L 27	422	59	8	1528
D 27	520	68	22	728
B 28	352	56	7	398
L 28	462	60	17	923
D 28	535	68	15	413

60-Calorie Snacks

Meal	Calories	Carb (g)	Fat (g)	Sodium (mg)
1	90	17	0	64
2	69	17	0	7
3	62	15	0	0
4	63	16	0	0
5	63	15	1	4
6	74	13	1	127
7	53	14	0	0
8	77	14	1	55
9	61	15	0	1
10	55	13	0	28
11	83	17	1	205
12	90	16	2	27
13	66	15	1	22
14	61	16	0	3

125-Calorie Snacks

Meal	Calories	Carb (g)	Fat (g)	Sodium (mg)
1	132	19	6	91
2	132	18	6	136
3	127	17	6	292
4	143	23	5	321
5	122	14	8	263
6	127	15	2	25
7	109	15	4	46
8	120	16	4	243
9	105	14	6	8
10	141	18	7	340
11	120	17	5	360
12	126	14	7	172
13	139	19	6	138
14	143	19	6	146

170-Calorie Snacks

Meal	Calories	Carb (g)	Fat (g)	Sodium (mg)
1	169	29	2	331
2	169	29	2	272
3	159	25	2	127
4	163	29	3	251
5	179	32	3	157
6	169	27	4	226
7	164	16	9	222
8	198	18	10	329
9	167	35	1	206
10	195	32	4	385
11	173	17	7	206
12	173	33	4	176
13	184	25	4	503
14	186	31	4	147

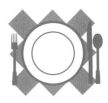

ÍNDICE DE RECETAS

Este indíce le listea los artículos de acuerdo al menú en el cuál aparecen. D=desayuno, A=almuerzo, y C=comida. Por ejemplo, la entrada Asopao de Pollo del Caribe, A1, le indica que la receta para éste aparece en la sección 1 de almuerzo. Los números de página se usan para referirse a la sección de bocadillos.

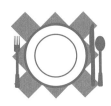

I N D E X   T O   R E C I P E S

This index lists items by the menu in which they appear. B = breakfast, L = lunch, and D = dinner. For example, the entry Carribean Chicken Stew, L1, indicates that the recipe appears in lunch 1. Page numbers refer to the Snack section.

Acerca de la American Diabetes Association

La American Diabetes Association es la organización de salud nacional principal voluntaria que apoya la investigación de la diabetes, información y la propungación. Su mision es de prevenir y curar la diabetes y mejorar las vidas de toda la gente afectada con diabetes. La American Diabetes Association es la principal editora de información integral de diabetes. Su enorme biblioteca de libros practicos y expertos para la gente con diabetes cubre todos los aspectos del autocuidado -cocina y nutrición, condiciona-miento, control del peso, medicina, complicaciones, aspectos emocionales y autocuidados en general.

Para ordenar libros de la American Diabetes Association: Llame al 1-800-232-6733. http://store.diabetes.org [Nota: no hay necesidad de usar www cuando se escribe esta dirección particular de Internet]

Para ingresar en la American Diabetes Association: Llame al 1-800-806-7801. www.diabetes.org/membership

Para mayor información respecto a los programas y servicios de la ADA para la diabetes: Llame al 1-800-342-2383. E-mail: AskADA@diabetes.org

Para localizar un proveedor aprobado de diabetes de calidad en su area, reconocido por la ADA/NCQA: www.ncqa.org/dprp/

Para encontrar un programa de educación de diabetes en su area reconocido por la ADA: Llame al 1-888-232-0822. www.diabetes.org/recognition/education.asp

Para unirse a la lucha para aumentar el financiamiento para la investigación científica de diabetes, terminar con la discriminación y mejorar la cobertura de seguros médicos: Llame al 1-800-342-2383. www.diabetes.org/advocacy

Para saber como puede involucrarse en los programas de su comunidad: Llame al 1-800-342-2383. Ver abajo las direcciones de los programas en Internet.

- *American Diabetes Month:* Actividades educativas dirigidas a aquellos diagnosticados con diabetes - mes de Noviembre. www.diabetes.org/ADM

- *American Diabetes Alert:* Campaña pública anual para encontrar al no diagnosticado -tiene lugar el cuarto Martes de Marzo. www.diabetes.org/alert

- *The Diabetes Assistance & Resources (DAR):* Programa de conciencia de diabetes dirigida a la comunidad latina. www.diabetes.org/DAR

- *African American Program:* Programa de conciencia de diabetes dirigida a la comunidad afroamericana. www.diabetes.org/africanamerican

- *Awakening the Spirit: Pathways to Diabetes Prevention & Control:* Programa de conciencia de diabetes dirigida a la comunidad india americana. www.diabetes.org/awakening

Para conocer un proyecto de investigación importante referente a la diabetes tipo 2: www.diabetes.org/ada/research.asp

Para obtener información en fabricación de un regalo planificado o legado caritativo: Llame al 1-888-700-7029. www.diabetes.org/ada/plan.asp

Para hacer una donación o contribución conmemorativa: Llame al 1-800-342-2383. www.diabetes.org/ada/cont.asp

About the American Diabetes Association

The American Diabetes Association is the nation's leading voluntary health organization supporting diabetes research, information, and advocacy. Its mission is to prevent and cure diabetes and to improve the lives of all people affected by diabetes. The American Diabetes Association is the leading publisher of comprehensive diabetes information. Its huge library of practical and authoritative books for people with diabetes covers every aspect of self-care—cooking and nutrition, fitness, weight control, medications, complications, emotional issues, and general self-care.

To order American Diabetes Association books: Call 1-800-232-6733. http://store.diabetes.org [Note: there is no need to use **www** when typing this particular Web address]

To join the American Diabetes Association: Call 1-800-806-7801. www.diabetes.org/membership

For more information about diabetes or ADA programs and services: Call 1-800-342-2383. E-mail: AskADA@diabetes.org

To locate an ADA/NCQA Recognized Provider of quality diabetes care in your area: www.ncqa.org/dprp/

To find an ADA Recognized Education Program in your area: Call 1-888-232-0822. www.diabetes.org/recognition/education.asp

To join the fight to increase funding for diabetes research, end discrimination, and improve insurance coverage: Call 1-800-342-2383. www.diabetes.org/advocacy

To find out how you can get involved with the programs in your community: Call 1-800-342-2383. See below for program Web addresses.

- *American Diabetes Month:* Educational activities aimed at those diagnosed with diabetes—month of November. www.diabetes.org/ADM

- *American Diabetes Alert:* Annual public awareness campaign to find the undiagnosed—held the fourth Tuesday in March. www.diabetes.org/alert

- *The Diabetes Assistance & Resources Program (DAR):* diabetes awareness program targeted to the Latino community. www.diabetes.org/DAR

- *African American Program:* diabetes awareness program targeted to the African American community. www.diabetes.org/africanamerican

- *Awakening the Spirit: Pathways to Diabetes Prevention & Control:* diabetes awareness program targeted to the Native American community. www.diabetes.org/awakening

To find out about an important research project regarding type 2 diabetes: www.diabetes.org/ada/research.asp

To obtain information on making a planned gift or charitable bequest: Call 1-888-700-7029. www.diabetes.org/ada/plan.asp

To make a donation or memorial contribution: Call 1-800-342-2383. www.diabetes.org/ada/cont.asp